Diagnosis preventiva del vehículo y mantenimiento de su dotación material

José Postigo Romero

Jaime González Torres

ic editorial

Diagnosis preventiva del vehículo y mantenimiento de su dotación material

1ª Edición

Editado por: IC Editorial
c/ Cueva de Viera, 2, Local 3
Centro Negocios CADI
29200 Antequera (Málaga)
Teléfono: 952 70 60 04
Fax: 952 84 55 03
Correo electrónico: iceditorial@iceditorial.com
Internet: www.iceditorial.com

ISBN: 978-84-1184-838-1
Depósito Legal: MA 819-2025

Impresión: PODiPrint
Impreso en Andalucía – España

Nota de la editorial: IC Editorial pertenece a Innovación y Cualificación S. L.

Presentación del manual

El **Certificado de Profesionalidad** es el instrumento de acreditación, en el ámbito de la Administración laboral, de las cualificaciones profesionales del Catálogo Nacional de Cualificaciones Profesionales adquiridas a través de procesos formativos o del proceso de reconocimiento de la experiencia laboral y de vías no formales de formación.

El elemento mínimo acreditable es la **Unidad de Competencia.** La suma de las acreditaciones de las unidades de competencia conforma la acreditación de la competencia general.

Una **Unidad de Competencia** se define como una agrupación de tareas productivas específica que realiza el profesional. Las diferentes unidades de competencia de un certificado de profesionalidad conforman la **Competencia General,** definiendo el conjunto de conocimientos y capacidades que permiten el ejercicio de una actividad profesional determinada.

Cada **Unidad de Competencia** lleva asociado un **Módulo Formativo,** donde se describe la formación necesaria para adquirir esa **Unidad de Competencia,** pudiendo dividirse en **Unidades Formativas.**

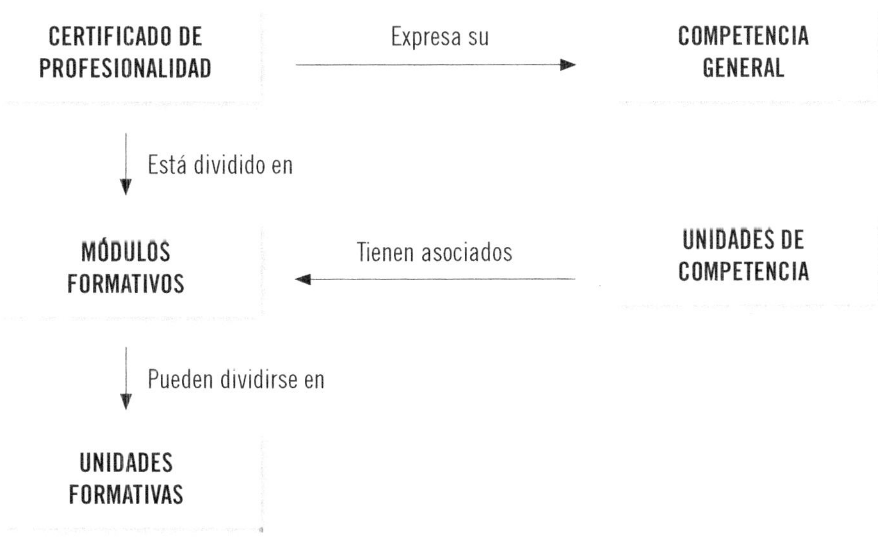

El presente manual desarrolla la Unidad Formativa **UF0680: Diagnosis preventiva del vehículo y mantenimiento de su dotación material,**

perteneciente al Módulo Formativo **MF0069_1: Operaciones de mantenimiento preventivo del vehículo y control de su dotación material,**

asociado a la unidad de competencia **UC0069_1: Mantener preventivamente el vehículo sanitario y controlar la dotación material del mismo,**

del Certificado de Profesionalidad **Transporte sanitario.**

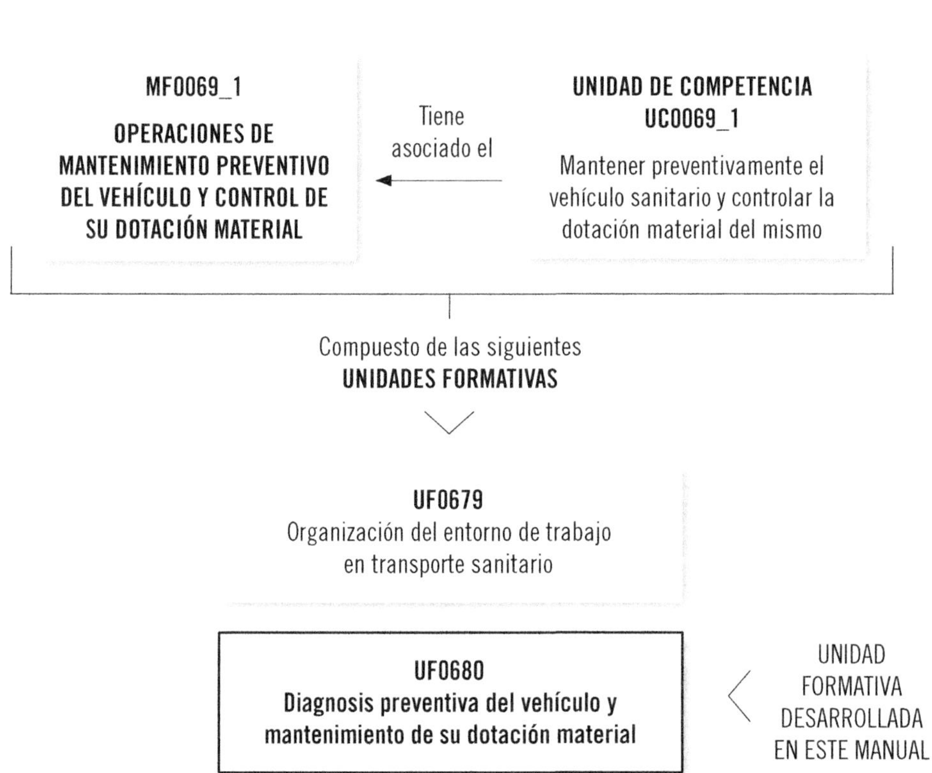

FICHA DE CERTIFICADO DE PROFESIONALIDAD			
(SANT0208) TRANSPORTE SANITARIO (R. D. 710/2011, de 20 de mayo)			
COMPETENCIA GENERAL: Mantener preventivamente el vehículo y controlar la dotación material del mismo, realizando atención básica sanitaria en el entorno prehospitalario, trasladando al paciente al centro sanitario útil			
Cualificación profesional de referencia	**Unidades de competencia**		**Ocupaciones o puestos de trabajo relacionados:**
SAN025_2:TRANSPORTE SANITARIO (R. D. 295/2004 de 20 de febrero)	UC0069_1	Mantener preventivamente el vehículo sanitario y controlar la dotación material del mismo.	• 8412.1017: Conductores de ambulancias • Transporte sanitario programado y Transporte sanitario urgente, con equipos de soporte vital básico y equipos de soporte vital avanzado
	UC0070_2	Prestar al paciente soporte vital básico y apoyo al soporte vital avanzado.	
	UC0071_2	Trasladar al paciente al centro sanitario útil.	
	UC0072_2	Aplicar técnicas de apoyo psicológico y social en situaciones de crisis.	

Correspondencia con el Catálogo Modular de Formación Profesional		
Módulos certificado	Unidades formativas	Horas
MF0069_1: Operaciones de mantenimiento preventivo del vehículo y control de su dotación material.	UF0679: Organización del entorno de trabajo en transporte sanitario.	40
	UF0680: Diagnosis preventiva del vehículo y mantenimiento de su dotación material.	60
MF0070_2: Técnicas de soporte vital básico y de apoyo al soporte vital avanzado.	UF0681: Valoración inicial del paciente en urgencias o emergencias sanitarias.	50
	UF0677: Soporte vital básico.	60
	UF0678: Apoyo al soporte vital avanzado.	50
MF0071_2: Técnicas de inmovilización, movilización y traslado del paciente.	UF0682: Aseguramiento del entorno de trabajo para el equipo asistencial y el paciente.	40
	UF0683: Traslado del paciente al centro sanitario.	60
MF0072_2: Técnicas de apoyo psicológico y social en situaciones de crisis.		40
MP0140: Prácticas profesionales no laborales.		160

Índice

Capítulo 3

Operaciones de diagnosis y mantenimiento preventivo del sistema eléctrico, de sus circuitos y del sistema de comunicaciones del vehículo de transporte sanitario

Capítulo 4

Limpieza de material, utensilios e interior del vehículo de transporte sanitario

Capítulo 5

Desinfección del material e interior del vehículo de transporte sanitario

Capítulo 6
Esterilización del material

Capítulo 1

Operaciones de diagnosis y mantenimiento preventivo del motor y sistemas auxiliares del vehículo de transporte sanitario

Contenido

1. Introducción
2. Elementos mecánicos, eléctricos y de seguridad del vehículo
3. Sistema de lubricación y refrigeración
4. Sistema de alimentación
5. Sistema de arranque
6. Resumen

1. Introducción

Desgraciadamente, las urgencias y emergencias sanitarias seguirán produciéndose sin un patrón de aparición, es decir, se sucederán de una forma totalmente imprevisible. Por esta indiscutible realidad, el personal sanitario y los medios técnicos de los que dispone deben estar siempre correctamente preparados y organizados para actuar con la máxima premura.

En lo que a los medios se refiere, en el presente capítulo se exponen las distintas operaciones y el mantenimiento preventivo que se realizará de forma puntual y periódica, en los vehículos de transporte sanitario, en lo que respecta a la mecánica del vehículo.

Es muy importante que el Técnico de Transporte Sanitario (TTS) conozca su vehículo y tenga unos conocimientos en materia de mecánica del automóvil suficientes para resolver situaciones puntuales. El nivel de estos conocimientos hará que el TTS sepa reaccionar ante cualquier situación de avería de su vehículo, de tal manera que o bien podrá resolverla él mismo en ese instante o si, por el contrario, necesita de apoyo técnico, sabrá que debe cambiar el vehículo por el de reserva para garantizar la cobertura sanitaria de la que es responsable.

2. Elementos mecánicos, eléctricos y de seguridad del vehículo

La Ley de Seguridad Vial define como automóvil al vehículo de motor que sirve normalmente para el transporte de personas o cosas, o de ambos a la vez.

El vehículo está constituido por el chasis, que es el armazón o conjunto mecánico, y la carroceria, destinada a transportar pasajeros o carga.

El chasis de cualquier automóvil se compone de los siguientes elementos:

- El bastidor, formado por largueros o travesaños, al que se fijan:
  - El motor.
  - La transmisión (embrague, caja de cambios, etcétera).

- La dirección.
- Los frenos.

- Los ejes delantero y trasero con las ruedas
- La suspensión que une los ejes al bastidor.
- El sistema eléctrico.

Los automóviles están provistos de una instalación eléctrica que ha de proporcionar energía al equipo eléctrico. Estos servicios (alumbrado, arranque, señalización y complementos eléctricos) son conseguidos mediante dicha instalación, que constituye una pequeña fábrica de electricidad.

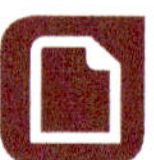

Nota

En la mayoría de automóviles, también se suministra la electricidad que necesita el sistema de encendido para provocar la chispa en las bujías.

De los numerosos sistemas para aumentar la seguridad, cabe distinguir entre dos tipos:

- **Seguridad activa:** tiene que ver con el uso del automóvil por parte del conductor. Los elementos más importantes son:
  - Tren de rodaje: dirección, frenos, neumáticos, sistema electrónico de estabilidad (ESP), etcétera.
  - Acondicionamiento fisiológico: el conductor debe disponer de una plenitud de su condición física y mental para reaccionar a tiempo.

- **Seguridad pasiva:** se refiere a la mejor protección posible contra eventuales lesiones, una vez producido el accidente. Los elementos de la seguridad pasiva más importantes son:

- Carrocería
- Habitáculo resistente
- Sistema de combustible seguro
- Cinturón de seguridad
- Reposacabezas
- Airbag
- Sillas para niños

2.1. El motor

Un motor es un sistema material que transforma una determinada clase de energía (hidráulica, química, eléctrica, etcétera) en energía mecánica. Es una máquina destinada a producir movimiento a expensas de otra fuente de energía.

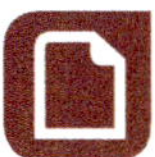

Nota

En los automóviles, este efecto es una fuerza que produce el movimiento.

Tipos de motor

Según la fuente de energía que use el motor de un vehículo para su funcionamiento, pueden distinguirse tres tipos de motores: motor de explosión o de gasolina, motor diésel y motor eléctrico.

El motor de explosión o de gasolina

A los motores que funcionan con gasolina se les llama motores de explosión, porque la gasolina mezclada con el aire, en proporción adecuada, se comprime en un cilindro mediante un pistón o émbolo y se hace explosionar la mezcla por medio de una chispa proporcionada por un sistema de encendido.

A diferencia de estos motores, los de combustión interna o motores diésel comprimen aire puro en el cilindro hasta reducirlo a un volumen de 12 a 14 veces menor, con lo que se alcanza una temperatura de casi 600 °C, que permite la autoinflamación, y seguidamente penetra en el cilindro un pequeño chorro de gasoil a gran presión, lo que hace que el gasoil se vaporice en finísimas gotas y, al contacto con el aire, se inflama.

Los motores de combustión interna de gasolina pueden ser de dos tiempos o de cuatro tiempos, siendo los motores de cuatro tiempos los más comúnmente utilizados en los coches o automóviles.

Para que el motor funcione por sí solo es necesario que el pistón haga cuatro recorridos o carreras: dos de arriba abajo y dos de abajo a arriba, produciéndose así las cuatro fases del ciclo: admisión, compresión, explosión y escape. Cada una de ellas se produce en el interior del cilindro. En los motores de dos tiempos, las cuatro fases del ciclo en realidad se conservan, pero se realiza con solo dos carreras del pistón, es decir, que se consigue una explosión o carrera motriz por cada vuelta del cigüeñal, a diferencia del motor de cuatro tiempos, en el que se consigue una carrera motriz por cada media vuelta del cigüeñal.

Como el funcionamiento es igual para todos los cilindros que contiene el motor, se tomará como referencia uno solo, para ver qué ocurre en su interior en cada uno de los cuatro tiempos:

1. Admisión: el pistón, al bajar, crea un vacío en el cilindro y este se llena con una mezcla de aire-gasolina.
2. Compresión: el pistón sube, manteniéndose las válvulas cerradas y comprimiendo la mezcla.
3. Explosión: una chispa en la bujía produce la explosión de la mezcla.
4. Escape: el pistón sube, empujando los gases hacia la salida, y vuelta a empezar.

Cuatro tiempos del motor

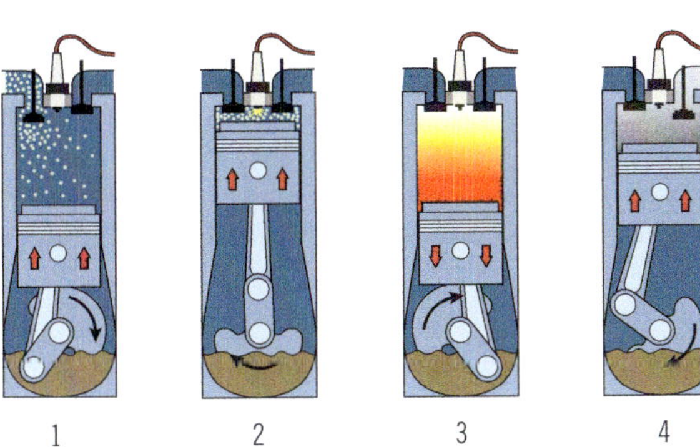

El motor de combustión o diésel

Es un motor térmico de combustión interna alternativa, en el cual el encendido del combustible se logra por la temperatura elevada que produce la compresión del aire en el interior del cilindro, según el principio del ciclo Diésel. Por lo tanto, no es necesaria la chispa como en los motores de explosión.

Sabía que...

El motor diésel es llamado así en honor del ingeniero alemán, nacido en Francia, Rudolf Diésel, que en 1897 creó el primer motor de combustión funcional.

El motor híbrido

Este tipo de motor está constituido por un motor de combustión interna (gasolina o diésel), combinado con otro de energía eléctrica, siendo estos unos de los más utilizados en la transición entre el paso de los motores de combustión interna a los de energía 100 % eléctrica.

La distribución de estas dos fuentes de energía pueden ser en serie o en paralelo, según sea su situación en el montaje en el vehículo.

El motor eléctrico

Es una máquina eléctrica que transforma energía eléctrica en energía mecánica.

Las iniciativas por preservar el medioambiente hacen de este el motor del futuro, aunque aún a día de hoy sigue presentando los mismos inconvenientes que hace 100 años: una limitada autonomía y los bajos resultados de sus motores.

Sabía que...

Michael Faraday (1791-1867) descubrió el principio del motor eléctrico: la inducción. Inducción es la generación de una corriente eléctrica en un conductor en movimiento en el interior de un campo magnético físico.

Partes fundamentales

Desde el punto de vista estructural, el cuerpo del motor de un vehículo se compone de tres secciones principales:

Culata

Constituye una pieza de hierro fundido (o de aluminio en algunos motores), que va colocada encima del bloque motor.

Su función es sellar la parte superior de los cilindros para evitar pérdidas de compresión y una salida inapropiada de los gases de escape.

Bloque

En el bloque están ubicados los cilindros con sus respectivas camisas, que son barrenos o cavidades practicadas en el mismo, por cuyo interior se desplazan los pistones.

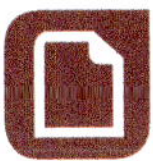

Nota

Los pistones se consideran el corazón del motor.

Cárter

Es el lugar donde se deposita el aceite lubricante que permite engrasar el cigüeñal, los pistones, el árbol de levas y otros mecanismos móviles del motor.

Secciones de un motor

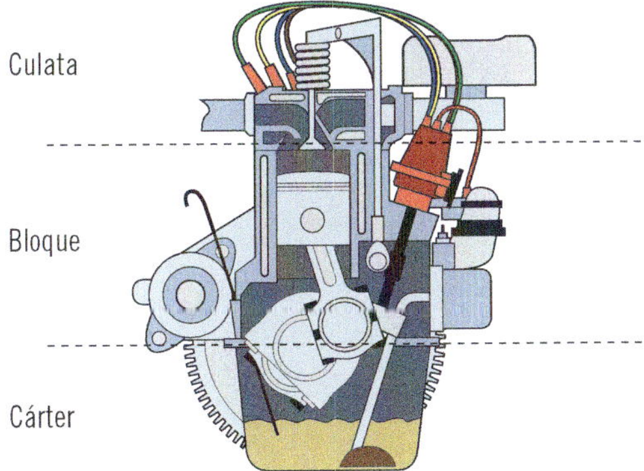

Componentes

Los componentes variarán en función del tipo de motor, siendo en todos ellos muy numerosos.

Conocer las utilidades y funciones de cada componente excede, en complejidad y extensión, al objetivo de este capítulo, por lo que a continuación solo se enumerarán en la siguiente tabla, sin entrar en las particularidades de cada uno de ellos.

MOTOR DE EXPLOSIÓN	MOTOR DIÉSEL	MOTOR ELÉCTRICO
- Filtro de aire - Carburador - Delco o distribuidor - Bomba de gasolina - Bobina de encendido o ignición - Filtro de aceite - Bomba de aceite - Cárter - Aceite lubricante - Toma de aceite - Cables de alta tensión de las bujías - Bujía - Balancín - Muelle de válvula - Válvula de escape - Múltiple o lumbrera de admisión - Varilla empujadora - Árbol de levas - Aros del pistón - Pistón - Biela - Bulón - Cigüeñal - Múltiple de escape - Refrigeración del motor - Varilla medidora del nivel de aceite - Motor de arranque - Volante	Además de los componentes anteriormente citados para el motor de explosión, el motor de combustión o diésel se caracteriza por tener los siguientes: - Bomba inyectora - Ductos - Inyectores - Bomba de transferencia - Toberas - Bujías de precalentamiento	Debido a que son muchos y variados los tipos de motores eléctricos, a continuación se enumeran sus componentes más significativos: - Estator - Carcasa - Base - Rotor - Caja de conexiones - Tapas - Cojinetes

Funcionamiento

Como ya se ha dicho, un motor es la parte de una máquina capaz de transformar un tipo de energía (gasolina, diésel, energía eléctrica, etcétera) en energía mecánica. En un automóvil esta energía mecánica se traduce en movimiento. Por lo tanto, el funcionamiento será diferente en cada tipo de motor, según use una u otra energía.

Motor de explosión o motor de gasolina

Anteriormente, ya se comentó que existen motores de dos y cuatro tiempos. Lo más habitual es que el vehículo tenga un motor de cuatro tiempos, por lo que habrá que basarse en este tipo para explicar su funcionamiento.

Sabía que...

Al motor de gasolina de cuatro tiempos se le conoce también como "motor de ciclo Otto", denominación que proviene del nombre de su inventor, Nikolaus August Otto (1832-1891).

Los cuatro tiempos del motor de explosión son los que se describen a continuación.

Primer tiempo: admisión

Es este tiempo el pistón se encuentra en el punto muerto superior (PMS). La válvula de admisión se encuentra abierta y el pistón, al desplazarse hacia abajo, va creando un vacío dentro dc la cámara de combustión a medida que alcanza su punto muerto inferior (PMI). El vacío que crea el pistón en este tiempo provoca que la mezcla aire-combustible, que envía el carburador al múltiple de admisión, penetre en la cámara de combustión del cilindro a través de la válvula de admisión abierta.

Segundo tiempo: compresión

Cuando el pistón alcanza el PMI, el árbol de levas, que gira sincrónicamente con el cigüeñal y que ha mantenido abierta hasta este momento la válvula de admisión para permitir que la mezcla aire-combustible penetre en el cilindro, la cierra. En ese momento el pistón comienza a subir y comprime la mezcla de aire y gasolina que se encuentra dentro del cilindro.

Tercer tiempo: explosión

Una vez que el cilindro alcanza el PMS y la mezcla aire-combustible ha alcanzado su máxima compresión, salta una chispa eléctrica en el electrodo de la bujía, que inflama dicha mezcla y hace que explote. La fuerza de la explosión obliga al pistón a bajar bruscamente y ese movimiento rectilíneo se trasmite por medio de la biela al cigüeñal, donde se convierte en movimiento giratorio y trabajo útil.

Nota

El punto muerto inferior (PMI) es el punto más cercano del pistón al cigüeñal. El punto muerto superior (PMS) es el punto más cercano del pistón a la culata.

Cuarto tiempo: escape

El pistón, que se encuentra ahora de nuevo en el PMI, una vez transcurrido el tiempo de explosión, comienza a subir. El árbol de levas, que se mantiene girando sincrónicamente con el cigüeñal, abre en ese momento la válvula de escape y los gases acumulados dentro del cilindro, producidos por la explosión, son arrastrados por el movimiento hacia arriba del pistón, atraviesan la válvula de escape y se liberan a la atmósfera por el tubo de escape.

Cuatro tiempos del motor de explosión

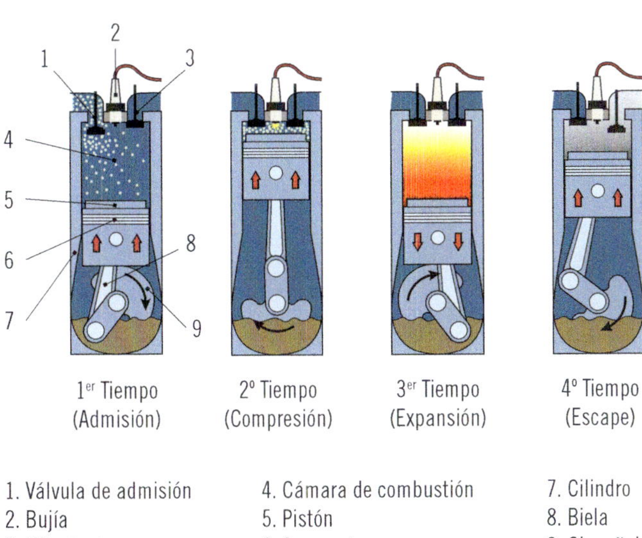

De esta forma, se completan los cuatro tiempos del motor de explosión, que continuarán efectuándose ininterrumpidamente en cada uno de los cilindros hasta que se detenga el funcionamiento del motor.

Motor diésel o de combustión interna

La mayoría de los motores diésel son de ciclo de cuatro tiempos. Las fases son diferentes de las expuestas para los de motores de gasolina, siendo su funcionamiento el que se expone a continuación.

Recuerde

El motor diésel es un motor térmico de combustión interna alternativa, en el cual el encendido del combustible se logra por la temperatura elevada que produce la compresión del aire en el interior del cilindro, según el principio del ciclo Diésel.

Primer tiempo: admisión

El pistón, en su recorrido, absorbe aire hacia la cámara de combustión.

Segundo tiempo: compresión

El pistón se acerca al PMS y el aire se comprime a una parte de su volumen original, lo cual hace que suba su temperatura hasta unos 850 ºC. Al final de la fase de compresión, se inyecta el combustible a gran presión mediante la inyección de combustible (bomba inyectora de combustible), con lo que se atomiza dentro de la cámara de combustión y se produce la inflamación, a causa de la alta temperatura del aire comprimido.

Tercer tiempo: explosión

Los gases, producto de la combustión, empujan al pistón hacia abajo trasmitiendo la fuerza longitudinal al cigüeñal a través de la biela y se transforman en fuerza de giro (llamada "par motor").

Cuarto tiempo: escape

Esta fase es igual que en los motores de ciclo Otto o motores de gasolina de cuatro tiempos. El pistón comienza a subir y el árbol de levas abre la válvula de escape. Los gases acumulados dentro del cilindro, producidos por la explosión, son arrastrados por el movimiento hacia arriba del pistón, atraviesan la válvula de escape y se liberan a la atmósfera por el tubo de escape.

Motor eléctrico

Este tipo de motor es una pieza clave en los nuevos coches ecológicos, que progresivamente se están incorporando al mercado. Los motores híbridos tienen como base un motor eléctrico.

Para exponer el funcionamiento de los motores eléctricos, primero se debe tener claro un concepto físico muy importante. Si un conductor (por ejemplo un cable) por el que pasa electricidad se introduce en un campo magnético, aparecen sobre él fuerzas electromagnéticas. De esta forma, el motor tiene un rotor o eje que actuará como conductor y un stator donde se alojarán los electroimanes que lo harán girar.

Nota

Los principales inconvenientes por los que aún no se ha generalizado su uso en los vehículos son, por un lado, el hecho de requerir grandes baterías para almacenar la energía, con el consiguiente espacio necesario para ello, y, por otro, el considerable tiempo que necesitan las baterías para recargarse cuando se agotan (aproximadamente entre 2-3 horas).

Fuentes de energía empleada

Actualmente, los combustibles más utilizados para accionar los motores térmicos de los automóviles son algunos productos derivados del petróleo y del gas natural, como la gasolina y el gasóleo.

Sabía que...

La gasolina, que se obtiene mediante la destilación fraccionada del petróleo, fue descubierta en 1857. Más adelante, en 1860, Joseph Etienne Lenoir creó el primer motor de combustión interna quemando gas dentro de un cilindro.

En los últimos años, se ha comenzado la producción en serie de automóviles con motor eléctrico. Aunque actualmente los inconvenientes mencionados hacen que su uso no sea generalizado, en un futuro esa capacidad podría aumentarse y se podrían convertir en una opción muy interesante.

Operaciones de mantenimiento preventivo

Una lubricación adecuada es fundamental para mantener un correcto funcionamiento y asegurar la vida del motor. Es esencial utilizar el aceite y los filtros diseñados específicamente para cada motor y realizar puntualmente los cambios recomendados, según las indicaciones del manual del fabricante, ya que, sin cambios regulares de aceite y filtros, el aceite se satura de impurezas y partículas contaminantes y no puede realizar su función adecuadamente.

Las principales operaciones de mantenimiento del motor que el TTS debe realizar son:

- Verificación diaria del nivel de aceite (antes de comenzar a rodar el vehículo).
- En caso de que se requiera añadir o cambiar aceite y filtros, debe usarse el recomendado por el fabricante del motor.
- Revisión diaria del nivel de anticongelante.
- Inspección del sistema de encendido: bujías, cables de bujías y calentadores de estas.
- Revisión del sistema de distribución.

- Comprobación del sistema de escape: tubo de escape, catalizador, filtro de partículas, etc.
- Revisión del sistema eléctrico: alternador, batería y motor de arranque.

Con estas simples operaciones diarias puede mantenerse una calidad de uso adecuada para prolongar la vida y el buen funcionamiento del motor.

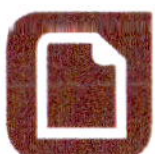

Nota

Actualmente todos, o casi todos, los vehículos que se fabrican vienen equipados con un ordenador de a bordo, que se encarga de detectar las posibles averías que se puedan producir en el motor. Esta detección evita averías de mayor índole, ya que muchas anomalías producidas en o por el motor son de difícil detección por parte del conductor.

Resolución de averías frecuentes y medios empleados

En la mayoría de los casos, la resolución de las averías más frecuentes acaba resolviéndose en el taller. La tecnología en la fabricación de motores para vehículos está cada vez más avanzada y muy ligada a la informática. Como se ha comentado anteriormente, hoy en día la casi totalidad de los vehículos que se fabrican están dotados de un ordenador que se encarga de chequear continuamente el motor y sus componentes. De esta manera, en caso de producirse una avería o un mal funcionamiento en el motor, el ordenador se encarga de avisar.

Nota

Un vehículo bien cuidado no proporcionará contratiempos serios al conductor, pues toda avería que pueda provenir del desgaste natural del mecanismo se anunciará con tiempo y casi siempre con ruidos que el conductor deberá saber interpretar y distinguir en su vehículo.

Las averías más frecuentes que se pueden producir son las que se exponen en el siguiente cuadro. Como se puede observar, las causas pueden ser variadas, pero para la resolución de casi la totalidad de ellas será necesario acudir al servicio técnico.

TIPO DE AVERÍA	CAUSAS QUE LA OCASIONAN
El motor se resiste a girar con el motor de arranque. No arranca.	En caso de encontrarse el vehículo en una pendiente, como posible solución, se empujará o dejará caer por ella el vehículo, llevando metida la segunda o tercera velocidad, con el motor desembragado (embrague pisado). Cuando el vehículo alcance cierta velocidad, se embragará (se suelta el embrague) y el motor deberá arrancar. En caso de no estar situado el vehículo en pendiente o de no ser efectiva la solución anterior, se deberá avisar al servicio técnico.
El motor puede girar pero no funciona bien. Se para.	En primer lugar, deberá comprobarse que el vehículo dispone de combustible suficiente. En caso de ser así, es probable que esta avería se deba a que los filtros están sucios, por lo que deberá llevarse el vehículo al taller.
El motor se calienta.	Frecuentemente, se deberá a unos niveles insuficientes de agua y de aceite (en caso de disponer el vehículo de indicadores luminosos, estos aparecerán encendidos). El TTS deberá restituir estos niveles recomendados.

Continúa en página siguiente >>

<< Viene de página anterior

TIPO DE AVERÍA	CAUSAS QUE LA OCASIONAN
El motor no arranca, se "cala".	Es posible que la bomba no envíe gasoil a todos o a uno de los inyectores. Esto se puede deber a que no hay combustible o muy poco, o que hay aire en la bomba. En este caso habrá que purgarla. También es posible que el suministro de la bomba sea irregular, por tener aire, o que haya alguna pieza rota, como el muelle de la válvula o la propia válvula. En todo caso, habrá que acudir con el vehículo al taller.
El motor no tira.	Con probabilidad, esta avería se deba a que se produce poco suministro de gasoil por cada embolada de los pistones o a una mala puesta a punto (revisar el arrastre de la bomba). En este caso es necesario acudir al taller.
El motor echa humo por el escape y produce carbonilla.	Se debe a que el suministro de gasoil es excesivo o a la existencia de una avería en los piñones del engranaje. Debe acudirse al taller.
Consumo excesivo.	Probablemente se deba a que se pierde combustible en las juntas, racores o tubos o también puede deberse a una mala puesta en fase. El vehículo deberá revisarse en el taller.
El motor tiene dificultad para arrancar en frío.	Las principales causas son que la batería esté descargada, que las bujías de precalentamiento estén defectuosas o que la resistencia de control esté cortada.

En líneas generales, el conductor del vehículo sanitario no podrá solucionar muchas de las averías (habrá que acudir a un profesional especializado), pero sí es importante que sepa interpretar las señales de avería en el salpicadero de su vehículo, utilizando el manual correspondiente del fabricante para determinar si esa avería requiere de su temporal retirada y correspondiente derivación al taller.

3. Sistema de lubricación y refrigeración

Tanto el sistema de lubricación o engrase como el sistema de refrigeración sirven para mantener las piezas internas y móviles del motor bien engrasadas o lubricadas, además de controlar las altas temperaturas que se originan en el interior del motor del vehículo con el fin de que, tanto cada una de ellas como en su conjunto, puedan realizar sus funciones correctamente, pues estas piezas están sometidas tanto a altas temperaturas como a roces continuos entre ellas.

Importante

Las piezas deben estar muy bien lubricadas y refrigeradas para paliar los desgastes que se producen por acción de las rozaduras y las altas temperaturas.

3.1. Sistema de lubricación. Funcionamiento

Una superficie metálica, por muy esmerado que sea el trabajo de pulimentación, aunque parezca lisa y suave a simple vista, en realidad presenta una serie de asperezas y rugosidades que, siendo aparentemente inapreciables, repercuten de forma considerable en el rendimiento y vida de las superficies que están en contacto. Si en estas condiciones se hacen frotar, y más si se aprietan enérgicamente, como ocurre en los cojinetes de las máquinas, las asperezas, al entrar en contacto, se ensamblan, desgarran y trituran, de tal modo que el rozamiento desgasta rápidamente el material. Este fenómeno absorbe tal cantidad de energía, con producción de calor, que la temperatura se eleva con rapidez, pudiendo sobrevenir el agarrotamiento (también llamado gripado) de las piezas móviles.

El sistema de lubricación, a través del aceite, se encarga de interponer entre las piezas móviles que conforman el motor una fina película de lubricante, sólida o líquida, para que reduzca las fuerzas de rozamiento entre ellas y preserve a las piezas del desgaste y la corrosión.

Nota

Además, con el engrase se consigue que no haya pérdidas de potencia, que se evacue el calor generado por las piezas en movimiento y que se eliminen las impurezas y sobrantes.

Para que todo este proceso sea posible, es necesario generar una presión de engrase, la cual se produce gracias a una bomba (bomba de engrase) que se monta en el circuito.

El funcionamiento del sistema de lubricación consiste en la aspiración del aceite del cárter inferior, por medio de la bomba, y dirigirlo, bajo presión, a través de las canalizaciones, hacia los elementos a engrasar. El cárter inferior, que sirve de depósito de aceite, lleva a veces unos tabiques interiores, no completos, para contener el lubricante. Sumergida en su interior, se encuentra la bomba de engrase, que, como se ha dicho anteriormente, se encarga de aspirar el aceite y llevarlo a los elementos a engrasar.

Las partes que hay que lubricar en un motor se dividen en dos grupos, por un lado, están las partes que son engrasadas bajo presión (el aceite es aspirado desde el cárter inferior por la bomba y es llevado a través de las canalizaciones a los elementos a engrasar), como el cigüeñal, el árbol de levas, las cabezas de biela y el eje de balancines; y, por otro, las partes que se engrasan por barboteo (la bomba situada en el fondo del cárter y sumergida en la masa de aceite eleva este por los tubos hasta la parte superior del cárter), como las camisas, los pistones y sus ejes, las levas y el árbol de levas, la distribución, las colas de válvulas y los empujadores y los taqués, principalmente.

Sabía que...

La bomba de aceite se puede considerar como el corazón del motor, ya que suministra aceite que lubrica todas las partes móviles del mismo.

Componentes

Los principales componentes del sistema de lubricación son la bomba de engrase, el manómetro, la válvula de descarga y el filtro de engrase. Cada uno de estos componentes cumple una función de vital importancia para su correcto funcionamiento.

Bomba de engrase

Para obtener la suficiente presión de engrase, el sistema de lubricación incluye una bomba en el circuito, cuya misión es aspirar el aceite en el cárter inferior y dirigirlo, bajo presión, a través de las canalizaciones, hacia los elementos a engrasar (cigüeñal, árbol de levas, cabezas de biela y eje de balancines).

Existen diferentes tipos de bombas:

- De engranajes.
- De rotor.
- De paletas.
- De émbolo.

Manómetro

El manómetro (manocontacto de presión) se presenta enroscado en la tubería principal. Recibe la presión del aceite del circuito principal, que actúa sobre una lámina o membrana. Esta, a su vez, ejerce su efecto sobre el cursor de un reostato conectado a una lámpara de aviso, que enciende su avisador, situado en el cuadro de instrumentos del conductor, cuando la presión es insuficiente.

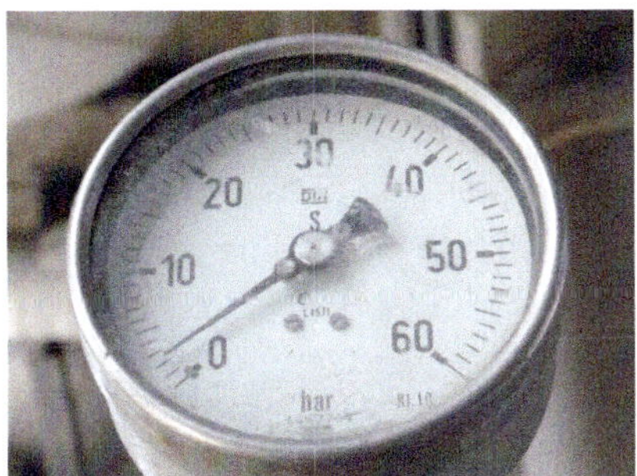

Manómetro

Válvula de descarga

La presión del aceite depende del régimen de rotación del motor y de la viscosidad del aceite.

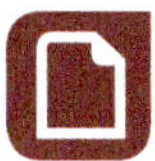

Nota

Cuanto más deprisa gire el motor, más cantidad de aceite envía la bomba a la tubería de carga y a las partes a lubricar.

No conviene que aumente demasiado la presión, ya que produciría, al pasar mayor cantidad de lubricante, un exceso de engrase, lo que se traduciría en un gasto inútil de aceite, en la formación de depósitos carbonosos en los cilindros y las válvulas y en la posibilidad de que se deteriorara la bomba o se rompiera el sistema de arrastre de la misma.

Por otra parte, a medida que se desgastan los cojinetes, el aceite sale por ellos con mayor facilidad, de modo que precisa una mayor presión de salida de la bomba para compensar la pérdida de presión por las fugas, en el recorrido del aceite. El manómetro no indica la presión con que la bomba manda el aceite, sino la presión de este en su recorrido. Por esta razón, se suele disponer un limitador de presión, la válvula de descarga, que permite, por una parte, descargar al cárter del sobrante del aceite, cuando el aumento de velocidad hace excesiva la presión, y, por otra, regular la presión, ajustándola al estado de las posibles holguras del motor. Esta válvula está situada a la salida de la bomba o en un punto próximo de la canalización.

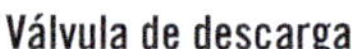

Válvula de descarga

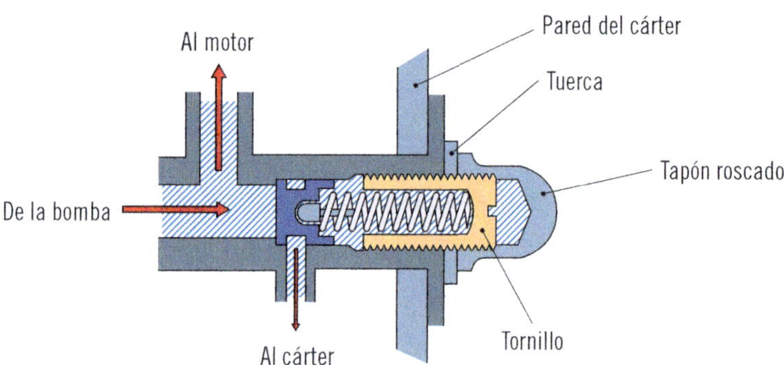

El filtro de aceite

Generalmente, la bomba aspira el aceite del cárter a través de una rejilla de malla metálica. Aunque esta rejilla, que realiza la labor de colador (filtro de aspiración que retiene las impurezas más sólidas), realiza un primer filtrado, son las depuradoras especiales que se colocan a la salida de la bomba las que realmente actúan como filtros. Estos filtros se sitúan en la tubería general, filtrando toda la circulación, o en tuberías derivadas, reteniendo en ambos casos las partículas más pequeñas.

Tipos de aceite

Los aceites empleados en el automóvil han de reunir unas cualidades fundamentales: deben ser resistentes a altas temperaturas, resistentes a altas presiones, antioxidantes y anticorrosivos.

Los principales tipos de aceite, atendiendo a su composición, son las que se describen a continuación.

Aceites minerales

Son más o menos espesos, usándose según la clase de motor o trabajo de las piezas en acción. Son derivados del petróleo bruto.

Aceites sintéticos

Sus cualidades son superiores a las anteriores. Son fluidos, soportando bien el frío. Conservan la viscosidad, a pesar de las altas temperaturas, y duran más que los aceites minerales.

Sabía que...

Los aceites sintéticos duran bastante más que los minerales. Si de estos últimos los cambios de aceite se deben hacer a los 8.000 o 10.000 km, como máximo, los aceites sintéticos pueden durar de 15.000 a 20.000 km, e incluso algunos llegan a los 30.000 km entre cambios.

El aceite del motor debe tener una viscosidad suficiente para que la película de aceite que se forma entre dos superficies frotantes no se rompa por la presión de las piezas.

Atendiendo a la viscosidad de los aceites, estos pueden clasificarse en:

Aceites monogrados

El número indica la viscosidad medida a unos 100 °C. La W (winter) indica que el grado de viscosidad está medido a unos -18 °C y que, por tanto, es apto para épocas de frío riguroso (por ejemplo aceite 10W).

Aceites multigrados

En estos, la viscosidad se da para dos valores de temperatura y así se evita tener que efectuar los cambios estacionales (verano e invierno), obligados si se usan aceites corrientes o monogrados.

Ejemplo

El aceite 10W/30 sirve como 10W en frío, permitiendo un fácil arranque a varios grados bajo cero, y como 30 en caliente.

Otros tipos de aceites multigrados son: 10W/40, 10W/50, 15W/40, 15W/50, 20W/40 Y 20W/50.

Aplicación práctica

Un TTS con su unidad está realizando su ruta diaria del servicio programado y se dirige con un grupo de pacientes hacia el hospital. De repente, el TTS advierte en el salpicadero o tablero que el manómetro o indicador de presión está a cero (en los automóviles que no tienen manómetro en el tablero se encenderá una lámpara indicadora). Además, hay un fuerte olor a aceite quemado. ¿Qué debe hacer?

Continúa en página siguiente >>

<< Viene de página anterior

SOLUCIÓN

Tras detectar esta circunstancia, se debe:

1. Parar inmediatamente la ambulancia en un lugar seguro.
2. Comprobar el nivel de aceite, que con casi total seguridad estará muy por debajo del mínimo.
3. Avisar a la base para que mande otra unidad al lugar donde está la ambulancia averiada y se haga cargo de los pacientes afectados.
4. Seguidamente, el TTS llamará a la grúa para su posterior traslado al taller.

3.2. Sistema de refrigeración

La temperatura que se alcanza en el momento de la explosión en un motor está próxima a los 2.000 °C. Esto significa que se consigue una temperatura superior al punto de fusión del metal del que están fabricados los cilindros. Aunque es una temperatura momentánea, rápidamente rebajada por la expansión de los gases y la entrada de mezcla fresca en el siguiente tiempo de admisión, si no se dispusiera de un enérgico sistema de enfriamiento de los metales, estos se dilatarían en exceso, produciéndose agarrotamiento y deformaciones, a la vez que se descompondría el aceite de engrase.

Por lo tanto, el objetivo de la refrigeración es reducir esa temperatura, manteniendo el motor a una temperatura de funcionamiento de 90 °C aproximadamente.

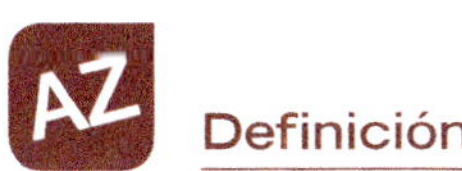

Refrigeración
Acción de evacuar el calor de un cuerpo o moderar su temperatura hasta dejarla en un valor determinado o constante.

Funcionamiento

Son numerosos los elementos del motor que precisan refrigeración para asegurar que no se produzca en ellos una temperatura excesiva. Esta refrigeración se podrá realizar por medio de lubricantes o de aire o agua:

- Por medio de lubricantes: se refrigerarán por este medio los pistones, el árbol de levas, las cabezas de biela y los apoyos del cigüeñal.
- Por medio de aire o agua: se refrigerarán los cilindros, la culata, las guías de válvulas y asientos.

A continuación, se exponen los sistemas empleados para la refrigeración de los motores y su funcionamiento.

Refrigeración por aire forzada

Consiste en hacer circular, entre los cilindros y las aletas, una fuerte corriente de aire producida por un gran ventilador o turbina, que es movida por el propio motor.

Esta refrigeración también puede ser por aire no forzado, siendo este el producido por la propia corriente de aire, al desplazamiento del vehículo, haciendo pasar el aire por las aletas del cilindro, produciendo la refrigeración.

Refrigeración por agua

Este procedimiento de refrigeración es el más empleado para la dispersión del calor. El agua circula entre los circuitos por unas oquedades practicadas en el bloque y la culata, denominadas cámaras de agua, recoge el calor y se vuelve a enfriar en el radiador por la acción del ventilador, estando de nuevo disponible para circular otra vez y seguir enfriando.

Refrigeración mixta

Este sistema se basa en una combinación de refrigeración por aire y por agua. Para ello, se dispone de un circuito de refrigeración forzada por agua, ayudado por una corriente de aire que suministra un ventilador movido por el radiador. Para obtener una refrigeración más eficaz del agua, sobre todo a marcha lenta, suministra una corriente de aire al motor para refrigerar los elementos externos adosados al mismo, como son el generador de corriente, las bujías, etcétera.

Componentes

Los principales componentes del sistema de refrigeración son los que se describen a continuación.

Bomba de agua

El movimiento para la bomba se envía desde el cigüeñal por la correa a la polea que acciona el ventilador, teniendo el mismo eje la bomba y el ventilador.

El radiador

Es el elemento donde se produce el enfriamiento o evacuación del calor del agua calentada en el bloque.

El ventilador

Tiene por objeto activar la corriente de aire que, pasando a través del radiador, cuando está funcionando el motor a vehículo parado o circulando este a una velocidad muy baja o cargado, va a mantener el motor a una temperatura constante.

3.3. Operaciones de mantenimiento preventivo. Control de niveles de aceite y agua

El mantenimiento preventivo se puede entender como la serie operaciones que el conductor debe realizar de forma diaria y rutinaria en su vehículo, y de forma periódica, según indique el manual de cada fabricante, como pueden ser los cambios de aceite, refrigerantes o neumáticos.

Las operaciones de mantenimiento preventivo más frecuentes, pero muy importantes, son la revisión diaria de los niveles de agua y aceite. También tiene su importancia revisar periódicamente el estado de los neumáticos, su dibujo y presión, ya que esta observación puede evitar algún accidente. En cuanto a mantener el agua y el aceite en sus niveles óptimos de forma continuada, ello va a evitar que el vehículo pueda tener averías graves por la carencia de estos.

Control del nivel de aceite

La ventilación del cárter y el filtrado del lubricante no son medidas suficientes para impedir que, poco a poco, se vaya estropeando el aceite y, a pesar de las reposiciones que se hagan a medida que se consuma, llega el momento en el que es necesario cambiarlo.

Nota

Las mezclas ricas en gasolina, usadas en invierno para facilitar la puesta en marcha y el calentamiento del motor, contribuyen al deterioro del aceite.

Los cambios de aceite varían en función de la calidad del mismo, del tipo y número de filtros que existan y del tipo de trabajo que realice el motor. Los aceites actuales permiten que esta operación se deba realizar entre los 8.000 y 10.000 kilómetros, en condiciones normales, y entre los 3.000 y 5.000 kilómetros en condiciones especiales, como circular por carreteras polvorientas, efectuar largos recorridos con el motor a máxima potencia o funcionamiento defectuoso de los filtros de aceite y de aire.

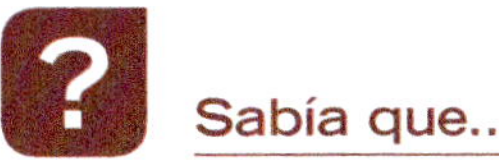

Sabía que...

Existen lubricantes sintéticos que pueden aguantar hasta los 40.000 kilómetros para el cambio.

La operación de cambiar el aceite se debe realizar con el motor caliente (al final de un recorrido o a los diez minutos de haberlo arrancado). Sin embargo, para medir el nivel del mismo en el cárter, debe hacerse con el motor frío, utilizando para ello la varilla de nivel y comprobando que el nivel se mantenga entre las marcas "MÁX" y "MÍN". En ambos casos, ya sea para la comprobación del nivel o para el cambio del aceite, el vehículo debe estar en reposo y sobre un suelo horizontal.

Control del nivel de agua

El nivel de agua del radiador debe comprobarse frecuentemente. En el caso del transporte sanitario, es recomendable comprobarlo diariamente, antes de que el vehículo empiece a rodar, convirtiéndose en un hábito fácil y sencillo que el conductor debe adquirir.

No debe cambiarse el agua del radiador más que con ocasión de una limpieza interior. Lo que debe hacerse es añadir agua para mantener lleno el radiador.

Cuando se reponga agua en el sistema, es conveniente que esta sea pobre en cal, recomendándose usar agua de lluvia o destilada.

Al agua se le añade anticongelante, compuesto que reduce su punto de solidificación, consiguiendo que se congele a temperaturas más bajas.

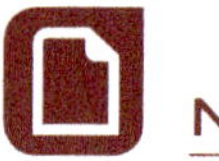
Nota

Es recomendable cambiar el anticongelante cada dos años.

3.4. Resolución de averías frecuentes y medios empleados

Como se expuso anteriormente, la importancia del papel del conductor del vehículo sanitario radica en el mantenimiento preventivo, ya que la mayoría de las averías más frecuentes requerirán de la derivación a los servicios mecánicos especializados. A pesar de esto, el TTS debe conocer las principales averías, para saber cómo evitarlas y cómo actuar en caso de producirse.

Sistema de engrase

El correcto funcionamiento del sistema de lubricación es vital para el automóvil.

Las precauciones fundamentales que debe observar todo conductor son las siguientes:

- Comprobar frecuentemente y mantener el nivel adecuado de aceite en el cárter.
- Cuando el vehículo esté en marcha, observar el manómetro o testigo luminoso de vez en cuando, para comprobar que el funcionamiento del sistema es correcto.

SISTEMA DE ENGRASE	
Averías	**Causas**
Consumo excesivo de aceite.	Las causas más probables de un consumo excesivo de aceite pueden originarse por: - Pérdida (derrames, goteos, etcétera). - Combustión en los cilindros (aceite quemado). - Exceso de aporte de aceite al árbol de levas o al eje de balancines. Deberá acudir al taller.
Agua en el cárter.	Las causas más frecuentes son: - Fugas en la junta de culata, por un cilindro roto o grieta en un anillo de caucho. Para solucionar esta causa, será necesario acudir a un servicio técnico especializado. - Condensaciones de humedad debido a condiciones térmicas invernales. En este caso, es necesario cambiar el aceite.
Gasolina en el cárter.	En los automóviles en los que el carburador se alimenta de gasolina a través de una bomba mecánica, si esta va volcada, como es frecuente, a un costado del árbol de levas y la membrana se pica, puede suceder que la gasolina pase a través de ellas y caiga al cárter, diluyéndose rápidamente en el aceite. Esto provocará una grave avería. Debe acudirse, por tanto, al taller.

Precauciones del conductor

Después de las explicaciones dadas sobre las averías más frecuentes, el conductor debe:

- Comprobar todas las juntas o sitios por donde haya goteos. Para comprobarlo, hay que observar el suelo, después de haber parado el vehículo, con el motor caliente. En caso de haber goteos, quedarán marcas en el suelo, que ayudarán a ver el lugar de dónde puede provenir esa avería. Estas pérdidas, aunque puedan parecer insignificantes, pueden tener una importancia considerable. Por ejemplo, una gota perdida en la carretera cada 6 metros supone más de medio litro a los 100 kilómetros.
- Usar el aceite adecuado y cambiarlo en los plazos convenientes.
- Mantener justo el nivel de aceite, sin excederse.

- Ajustar, con la válvula de descarga, la presión de engrase al valor normal que indique el fabricante del motor.
- Limpiar y tener libres las entradas y salidas de la ventilación del cárter.
- No circular a gran velocidad. Cada vehículo tiene un límite a partir del cual los consumos de aceite y gasolina suben rápidamente.

Sistema de refrigeración

En tiempo frío, cuando el termómetro baja por las noches situándose por debajo de los 0 °C, es decir, hiela, deben tomarse precauciones para evitar que se congele el agua del sistema de refrigeración y aumente su volumen, ya que pueden rajarse las camisas de los cilindros, la culata, la bomba del agua o el radiador.

La precaución más elemental sería vaciar el agua del sistema todos los días, echándola de nuevo, a ser posible caliente, al otro día, cuando se vaya a poner en marcha el motor. Lógicamente, esta operación es poco práctica, por lo que, para eliminar este riesgo sin necesidad de cambiar el agua, se le añade anticongelante, producto que, como anteriormente se dijo, rebaja el punto de congelación del agua.

Importante

Diariamente, deben comprobarse los niveles y las posibles fugas, atendiendo a los indicadores del tablero de mandos del vehículo.

Las averías más frecuentes ante el funcionamiento anormal del circuito de refrigeración son:

- Pérdidas de agua en el circuito.
- Calentamiento excesivo del motor.

- Lentitud excesiva del motor para alcanzar la temperatura adecuada.
- Fallo en el termómetro de temperatura o presión.
- Presión inadecuada en el sistema de refrigeración.
- Fallo del ventilador del radiador.
- Contaminación del refrigerante (suciedad, aceite o residuos metálicos).
- Mangueras del sistema de refrigeración deterioradas.
- Fallo de la bomba de agua.
- Radiador obstruido o dañado.
- Fallo del termostato.
- Bajo nivel de refrigerante.

SISTEMA DE REFRIGERACIÓN

Averías	Causas
Falta o escasez de agua.	La principal causa puede ser el olvido y el descuido en mirar los niveles. En este caso, el remedio es fácil: debe añadirse agua, con la precaución de echarla lentamente y con el motor en marcha, para evitar que una entrada repentina de agua fría en las camisas del bloque, que están muy calientes, produzca un enfriamiento brusco y raje los cilindros o la culata.
Radiador sucio por el exterior.	Cuando sea preciso limpiar el radiador por habérsele adherido suciedad, barro, insectos, etcétera, puede lavarse con una manguera desde dentro hacia fuera.
Mal funcionamiento del termostato.	Si este tuviera regulación exterior, deberá ajustarse a la temperatura de la estación.
Bomba de agua estropeada.	Es fácil detectar esta causa a simple vista, ya que quitando el tapón del radiador puede observarse si el agua no circula con el motor encendido. Para su arreglo deberá acudirse a un taller.
Causas diversas: - La correa del ventilador patina. - Radiador y camisas obstruidas. - Radiador perforado o racores defectuosos.	Se requerirá acudir al servicio técnico.

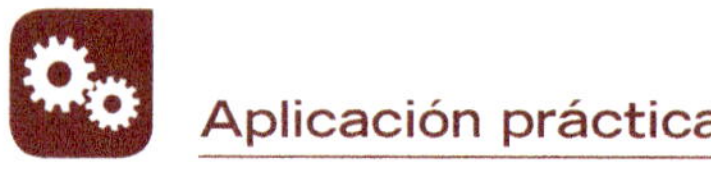

Aplicación práctica

Un TTS con su unidad y el equipo de urgencias (médico y ATS) han terminado de atender una emergencia y se dirigen a la base. A mitad de camino, el TTS advierte en el salpicadero que la temperatura ha pasado de 90 a 180 °C. ¿Qué debe hacer?

SOLUCIÓN

Los pasos que el Técnico en Transporte Sanitario debe seguir son:

1. Parar la ambulancia lo antes posible en un lugar seguro.
2. Comunicar al centro coordinador la anomalía que se ha producido (esta unidad no está disponible hasta nueva orden).
3. Observar debajo de la ambulancia por si se aprecia la fuga de algún líquido.
4. En caso de no haber ninguna fuga, se procederá a verificar el nivel de agua del radiador. Si este está bajo, se procederá a rellenarlo, con mucha precaución, pues no se debe quitar el tapón rápidamente, sino que hay que hacerlo de forma que vaya saliendo el vapor a alta temperatura poco a poco. Seguidamente, se procederá a echar agua, siempre que sea posible con el motor en marcha. Si la temperatura vuelve a los 90 °C habrá sido un fallo inexplicable por parte del TTS y se reactivará la unidad.
5. Si la temperatura sigue alta, se avisará a la grúa para trasladar la ambulancia al taller, pues puede que haya una avería mayor.

4. Sistema de alimentación

El sistema de alimentación tiene por objeto extraer el combustible del depósito y conducirlo a los cilindros en las mejores condiciones, para que la combustión se realice correctamente.

Este sistema depende del tipo de motor, pero tanto los motores de gasolina como los de gasoil deben ir provistos de una bomba que extrae el combustible del depósito y lo empuja hacia el resto del sistema de alimentación (bomba de alimentación).

Nota

El combustible que ha de servir para mover el vehículo se encuentra almacenado en un tanque o depósito, en algún lugar del automóvil, y ha de ir cerrado con un tapón provisto de un orificio para permitir el paso del aire y de los gases que allí se puedan formar.

Se emplean distintos sistemas de entrada de carburante en el cilindro:

- Para diésel: bomba inyectora.
- Para gasolina: carburador o inyector.

4.1. Sistema de carburación

Para exponer este epígrafe, es necesario definir el término combustible, que es la materia prima que se usa para generar energía en los motores de combustión interna de los automóviles.

Sabía que...

El gasoil y la gasolina son productos que provienen del destilado del petróleo, que es a su vez el resultado de la descomposición de la materia orgánica que se encuentra a miles de metros bajo la superficie terrestre durante los cientos de miles de años que dura ese proceso.

Pero también es necesario prestar atención al aire, elemento fundamental que, junto al combustible, da lugar a la mezcla, que finalmente se inflamará en la cámara de combustión o explosión de los motores.

La carburación

La carburación se basa en un principio que establece que toda corriente de aire que pasa rozando un orificio crea sobre este un fenómeno de succión.

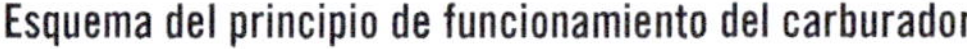

Esquema del principio de funcionamiento del carburador

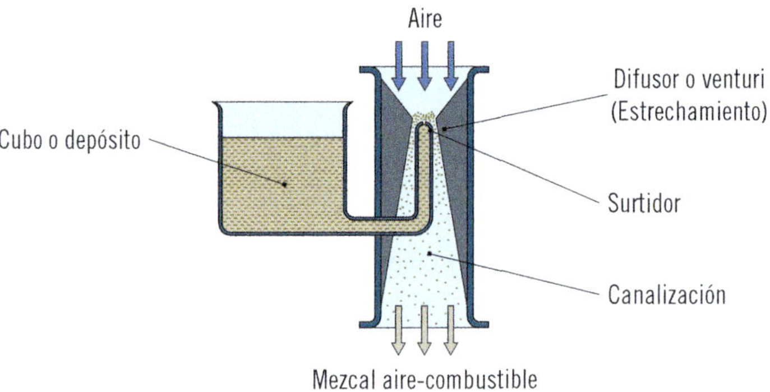

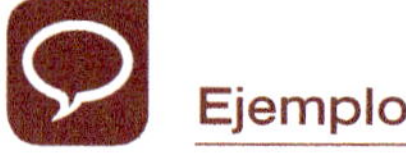

Ejemplo

Si se sumerge un tubo en un recipiente con líquido y se hace que una corriente de aire roce el orificio superior, se creará un efecto succionador, que hará que el líquido suba por el tubo, siendo pulverizado con el aire.

En el caso del carburador, esta corriente de aire la crean los cilindros del motor, por su poder de succión en el colector de admisión, donde está el tubo surtidor de combustible que proviene del carburador. Para lograr una velocidad mayor de aspiración de los cilindros, se coloca en el colector un difusor, que consiste en estrechar el paso del aire sin reducir su caudal, provocando el llamado "efecto Venturi", consiguiendo así una mejor y más eficaz pulverización de la mezcla.

Componentes

Un carburador elemental tiene como componentes básicos:

- Una cuba, que asegura un nivel constante.
- Una mariposa, accionada por el acelerador.
- Un surtidor con chicler.

Ejemplo de carburador

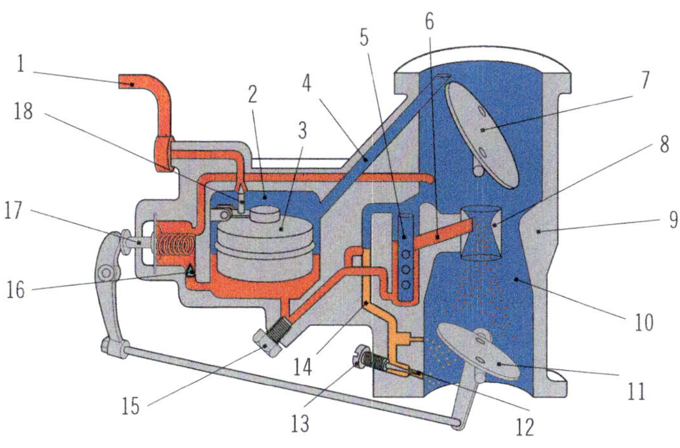

1. Entrada de gasolina
2. Cuba
3. Flotador
4. Ventilación de la cuba
5. Tubo de emulsión (compensado)
6. Surtidor
7. Estrangulador
8. Difusor (Venturi) secundario
9. Difusor (Venturi) principal
10. Garganta
11. Mariposa de aceleración
12. Lumbrera de ralentí
13. Tornillo regulador de ralentí
14. Circuito de baja (Ralentí)
15. Chiclé principal
16. Válvula de retención
17. Bomba de aceleración
18. Válvula de aguja

Sin embargo, pueden distinguirse otros componentes en un sistema de carburación, con un análisis más detallado:

Esquema de funcionamiento de un carburador elemental

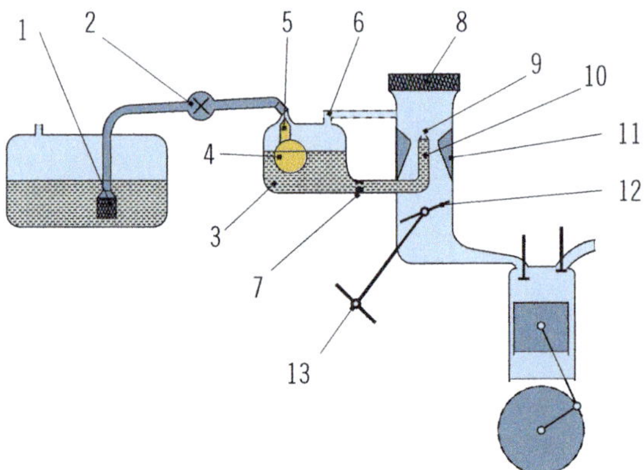

1. Prefiltro en el depósito
2. Bomba de combustible
3. Cuba
4. Flotador
5. Válvula de aguja
6. Comunicación con la atmósfera
7. Calibre o chicleur
8. Filtro de aire
9. Entrada de gasolina
10. Surtidor
11. Difusor o Venturi
12. Mariposa de gases
13. Acelerador

Filtro de combustible

Es el elemento que tiene como misión limpiar el combustible de impurezas y partículas que puedan obstruir los diferentes conductos y válvulas.

Bomba de combustible

Succiona el combustible del depósito para que llegue a la cuba de suministro.

Cuba

Suministra al surtidor el combustible de una manera regular y controlada.

Flotador

Es el mecanismo que regula la cantidad de combustible que debe de haber en la cuba.

Válvula de aguja

Conectada al flotador, cierra o abre el paso del combustible que proviene del depósito empujado por la bomba.

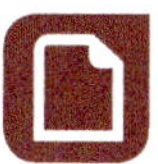

Nota

Si la aguja no cerrara el paso de combustible, este se derramaría por exceso.

Comunicación con la atmósfera

Para que salga el aire cuando se llena la cuba.

Chicleur o calibre

Regula el paso del combustible al surtidor.

Difusor o venturi

Es el estrechamiento en el colector de admisión para aumentar la velocidad del aire y conseguir una mayor y eficaz pulverización de la mezcla.

Surtidor

Encargado de dar al aire el combustible necesario para abastecer de mezcla a los cilindros.

Salida de combustible

Orificio donde se origina la succión del combustible por el aire a gran velocidad.

Válvula mariposa de gases

Mecanismo que regula el caudal de la mezcla. Con ella, se consigue suministrar más o menos mezcla a los cilindros, para conseguir que el motor acelere más o menos.

Filtro del aire

Limpia el aire de partículas y elementos extraños para que no dañen al motor y al sistema de alimentación.

Acelerador

Sobre este mecanismo se actúa para conseguir mayor o menor régimen de trabajo del motor.

Funcionamiento

Cuando el pistón comienza su descenso hacia el PMI, se produce una succión de aire que llena los cilindros y que, a su vez, arrastra gasolina del carburador. Este efecto se produce en el colector de admisión, uniendo la entrada de combustible de cada cilindro con el carburador.

En el carburador, se produce la mezcla de aire y combustible, ya que su misión es la de pulverizar la gasolina, de manera que pueda relacionarse debidamente con el aire. Esta relación debe permitir variaciones desde 17/1 hasta 12/1, según las necesidades del motor.

Durante la admisión, debido al calor cedido por los colectores y cilindro, el motor trabaja a su temperatura de régimen. La vaporización se completa durante la compresión de la mezcla, al absorber esta el calor desarrollado por la transformación de la energía.

El carburador está formado por un cilindro, denominado colector, en el cual hay un estrechamiento (difusor). Bajo este se encuentra una válvula, denominada válvula de mariposa, que, cuando se encuentra de forma horizontal, estrangula el canal impidiendo el paso del aire.

Nota

Si la válvula de mariposa estuviera en posición vertical, la depresión en el difusor aumentaría junto con la velocidad de giro del motor.

En la zona más estrecha del difusor, se encuentra el surtidor, ya que es la zona donde hay una mayor depresión.

Esquema de un motor

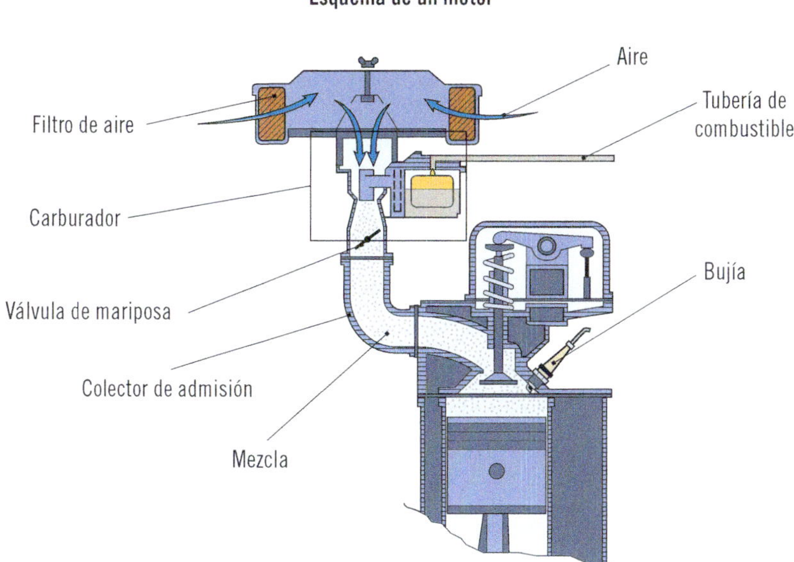

Cuando el aire pasa por el difusor se produce un aumento de velocidad, por lo que la gasolina del surtidor es aspirada, cuya cantidad varía con la cantidad de aire que pasa. Estos dos elementos determinarán la riqueza de la mezcla.

Por otra parte, la bomba de alimentación se encarga del envío de gasolina hasta un depósito más pequeño en el carburador, llamado cuba, en cuyo interior flota una boya con una aguja en su parte superior, que permite o impide el paso de gasolina según convenga.

Nota

La boya consigue mantener un nivel que impide desbordamientos en el surtidor principal, puesto que el nivel del líquido queda unos milímetros por debajo del agujero de salida.

En el carburador, se incorpora una válvula unida al acelerador, encargada de regular la cantidad de mezcla que pasa al motor, de forma que, cuando se presiona el pedal del acelerador, se da paso libre y se provoca un buen llenado del cilindro. Esta válvula se va cerrando a medida que se suelta el acelerador.

Operaciones de mantenimiento

El mantenimiento del carburador debe realizarse regularmente, dependiendo del uso del vehículo o equipo, la calidad del combustible y las condiciones ambientales. Para la mayoría de los vehículos, se recomienda hacerlo cada 10.000 a 20.000 km, salvo que se perciban alteraciones en el normal funcionamiento del vehículo. Este proceso se divide ocho bloques esenciales:

1. **Limpieza del carburador:**

    - Desmontaje del carburador: retirar el carburador del motor siguiendo las especificaciones del fabricante.
    - Limpieza de la cuba: eliminar depósitos de combustible y sedimentos acumulados.
    - Limpieza de los conductos: usar aire comprimido o limpiadores específicos para eliminar obstrucciones en los conductos de aire y combustible.
    - Revisión del chiclé y del venturi: limpiar los orificios y asegurarse de que no estén bloqueados por suciedad o residuos.

2. **Revisión del sistema de flotador:**
   - Estado del flotador: verificar que no tenga perforaciones ni esté deformado.
   - Válvula de aguja: inspeccionar y limpiar la válvula de aguja para evitar que se quede pegada o permita fugas de combustible.
3. **Ajuste de la mezcla aire-combustible:**
   - Ajustar el tornillo de mezcla para garantizar que la proporción aire-combustible sea la adecuada, según las especificaciones del fabricante.
   - Utilizar herramientas como un medidor de vacío o un analizador de gases para afinar el ajuste si es necesario.
4. **Revisión de las juntas y empaques:**
   - Inspeccionar todas las juntas y empaques del carburador para asegurarse de que no haya fugas de aire o combustible.
   - Reemplazar cualquier junta que esté desgastada o dañada.
5. **Inspección de las válvulas de mariposa y estrangulador:**
   - Mariposa de aceleración: asegurarse de que funcione correctamente, sin obstrucciones ni atascos.
   - Estrangulador: verificar que se accione de forma fluida y sin trabas, especialmente en sistemas de arranque en frío.
6. **Verificación del filtro de aire:**
   - Asegurarse de que el filtro de aire esté limpio para evitar que partículas entren en el carburador.
   - Reemplazar el filtro si está sucio o dañado.
7. **Reemplazo de piezas desgastadas:**
   - Cambiar chiclés, agujas, flotadores o válvulas que presenten desgaste o mal funcionamiento.

- Reemplazar los resortes o componentes que no recuperen su posición original adecuadamente.

8. **Prueba de funcionamiento:**

   - Una vez realizado el mantenimiento, reinstalar el carburador y ajustar el ralentí.
   - Verificar que el motor funcione de manera estable y que la mezcla aire-combustible sea adecuada bajo diferentes condiciones de carga.

Resolución de averías frecuentes y medios empleados

Antes de comenzar a describir las averías más frecuentes que pueden afectar al sistema de alimentación por carburación, es importante prestar atención a los dos únicos reglajes sobre los que un conductor puede actuar sin necesidad de acudir al servicio técnico. Estos son el reglaje del ralentí y el reglaje estacional de la bomba de aceleración, si la hubiera.

En estos casos, se debe actuar sobre los dos tornillos de los que disponen los carburadores: uno es el de riqueza de la mezcla y el otro es el de la velocidad. Deberán seguirse los siguientes pasos:

- Aflojar el tornillo de riqueza hasta que el motor comience a galopar. Después se aprieta o se afloja el de velocidad hasta que el motor gire redondo.
- El reglaje de la bomba se consigue fijando el extremo de su vástago de mando al orificio que corresponda, según la estación del año: en época fría se situará en el de mayor suministro y, en época calurosa, se elegirá el de menor recorrido al pistón de la bomba.

El resto de averías, para las que se necesita la colaboración del taller mecánico, solo se nombrarán, ya que es importante conocerlas y saber que deberá derivarse el vehículo al taller:

- Exceso de gasolina en el carburador.
- Falta de gasolina.
- Estrangulador del aire.
- Depósito picado o roto.

- Rotura del mando de la válvula de mariposa.
- Motor que petardea.
- Mal reglaje del carburador.
- Calibres pequeños y mezclas pobres.
- Excesivo consumo de combustible.
- Detonaciones.
- Humos en el escape (azules y negros).

4.2. Sistema de inyección

Resultado del avance de la investigación y de la técnica ha sido este sistema de alimentación que ha desplazado a la carburación casi por completo en los automóviles de gasolina y ha mejorado el rendimiento de los automóviles diésel.

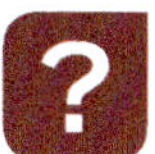

Sabía que...

La implantación del sistema de inyección también se debe a la entrada en vigor de diferentes normativas europeas anticontaminantes, ya que la reducción de consumo de combustible, la válvula EGR y los elementos catalizadores ayudan a reducir la emisión de partículas contaminantes.

El cometido de la inyección es hacer llegar a cada cilindro el combustible necesario para cualquier régimen de trabajo del motor en cada momento, pero para eso es necesario un control estricto y una adaptación rápida del caudal de combustible. Esto se consigue gracias a la electrónica de la que disponen estos sistemas de alimentación.

Hay dos tipos fundamentales de sistemas de inyección:

- **Inyección directa:** donde el inyector está en la cámara de explosión.
- **Inyección indirecta:** donde el inyector está en el colector de admisión.

Sistemas de inyección

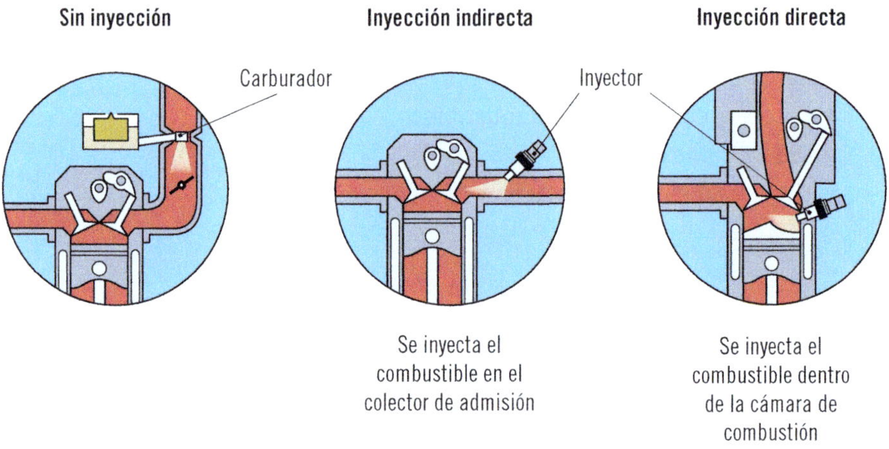

Sin inyección | **Inyección indirecta** | **Inyección directa**

Carburador

Inyector

Se inyecta el combustible en el colector de admisión

Se inyecta el combustible dentro de la cámara de combustión

Por ser el gasoil o diésel el combustible más utilizado por la mayoría de las ambulancias, esta exposición se centrará en la inyección de este tipo.

Como se ha mencionado anteriormente, el sistema de inyección es un sistema basado en la electrónica. Sus elementos principales son:

- **ECU (Unidad de Control Electrónica):** es el ordenador del automóvil, que lo gestiona según la información que reciba.
- **Sensores:** son elementos colocados en puntos estratégicos que obtienen toda la información sobre lo que está ocurriendo en el automóvil.
- **Actuadores:** son los elementos que cumplen las órdenes que le manda el ECU después de procesar la información recibida por los sensores.
- **Transmisores:** red por donde circula la información y que une los tres elementos anteriores.

Toda esta tecnología está encaminada a la reducción del consumo de combustible y de las emisiones contaminantes, lo que, en un principio, traía consigo una reducción de prestaciones del automóvil.

Nota

Para contrarrestar esta situación, la industria del automóvil empezó a incorporar a sus vehículos sistemas de sobrealimentación, conocidos popularmente como los turbo compresores, que se desarrollarán más adelante.

Componentes

El sistema de alimentación por inyección es un conjunto de elementos mecánicos y electrónicos, donde pueden destacarse los siguientes:

Componentes del sistema de inyección

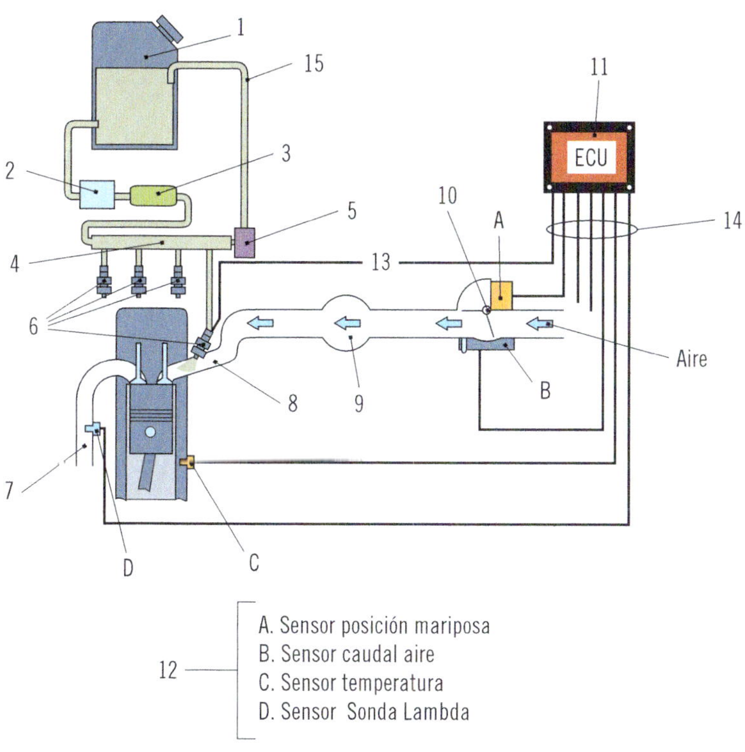

1. Depósito de combustible: donde se almacena el combustible del que se provee al motor.
2. Bomba de combustible: su misión es la de succionar el combustible del depósito.
3. Filtro: elimina las partículas y suciedad del combustible.
4. Rampa de inyección, también denominada *common-rail:* conducto común de alta presión para todos los inyectores.
5. Regulador de combustible: su función es la de mantener la rampa de inyección a una presión constante.
6. Inyectores: dispositivo que se utiliza para introducir el combustible en el interior del tubo de admisión o en el cilindro en la cámara de combustión.
7. Tubo de escape: por el que se evacuan los gases procedentes de la combustión del motor.
8. Tubo de admisión: por donde se introduce la mezcla aire-combustible.
9. Colector de admisión: por el que el aire accede a los conductos de admisión de los cilindros.
10. Válvula mariposa: dispositivo encargado de abrir o cerrar el conducto por el que entra el aire al colector de admisión.
11. ECU (Unidad de Control Electrónica): gestiona el motor a través de sensores, transmisores y actuadores.
12. Sensores: captan la información que los trasmisores llevan al ECU.
13. Actuadores: ejecutan las órdenes del ECU.
14. Transmisores: transportan la información.
15. Manguito de retorno: devuelve al depósito el combustible sobrante que procede del regulador.

Funcionamiento

La importancia del sistema de inyección radica en su mejor capacidad, respecto al carburador, para dosificar el combustible y crear una mezcla aire/combustible muy próxima a la estequiométrica (14,7:1 para la gasolina), lo que garantiza una muy buena combustión con reducción de los porcentajes de gases tóxicos a la atmósfera.

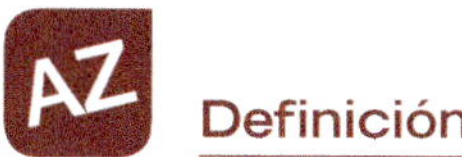

Definición

Estequiométrica
Proporción exacta de aire y combustible que garantiza una combustión completa de todo el combustible.

El funcionamiento se basa en la medición de ciertos parámetros de marcha del motor, como son el caudal de aire, la temperatura del aire y del refrigerante, el estado de carga (sensor PAM), la cantidad de oxígeno en los gases de escape (sensor EGO o Lambda), las revoluciones del motor, etcétera. Estas señales son procesadas por la unidad de control, dando como resultado señales que se transmiten a los accionadores (inyectores), que controlan la inyección de combustible, y a otras partes del motor para obtener una combustión mejorada.

Además, este sistema de alimentación incluye otros dispositivos adicionales que lo hacen más eficaz, como los que se describen a continuación.

EGR (Exhaust gas recirculation)-Válvula de recirculación de los gases de escape

Actualmente, este dispositivo se usa en todos los motores diésel y cada vez más en los motores de gasolina.

Sabía que...

La implantación de normas anticontaminación cada vez más exigentes y lo concienciación ecológica de los fabricantes contribuyó a que en Europa en la década de los 90 (aunque en EE. UU. lo hizo bastante antes) se empezaran a implantar en los motores los dispositivos denominados EGR *(Exhaust Gas Recirculation)*, que es como se conoce a la válvula de recirculación de gases de escape.

Entre los gases de escape de los motores diésel se pueden determinar los siguientes contaminantes:

- Hidrocarburos (HC).
- Monóxido de carbono (CO).
- Partículas por reacción química a la oxidación.
- Óxido de nitrógeno (NOx).

Los tres primeros pueden reducirse mediante el catalizador de oxidación, pero el óxido de nitrógeno no, por lo que dicho contaminante hay que tratarlo antes de que llegue al escape. Esta es la razón por la que se utiliza el sistema EGR en los motores. Este sistema reenvía una parte de los gases de escape al colector de admisión y, con ello, se consigue que descienda el contenido de oxígeno en el aire de admisión, provocando un descenso en la temperatura de combustión y reduciendo el óxido de nitrógeno (NOx).

Nota

La emisión de óxidos de nitrógeno (NOx) en los motores diésel solo se reduce, por este método, alrededor de un 50 %.

La ECU calcula cuándo debe activarse el sistema EGR y cuál es la cantidad de gases de escape que deben ser enviados al colector de admisión, teniendo en cuenta:

- El régimen motor (RPM).
- El caudal de combustible inyectado.
- El caudal de aire aspirado.
- La temperatura del motor.
- La presión atmosférica reinante.

Normalmente, el sistema EGR solamente está activado a una carga parcial y a una temperatura normal del motor, nunca con el motor frío o en aceleraciones.

En la figura inferior se puede ver el esquema básico de un sistema EGR, donde la válvula EGR envía una parte de los gases de escape al colector de admisión, todo ello controlado por la ECU, que decide cuándo y qué cantidad de gases de escape se hacen recircular.

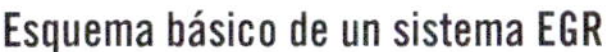

Esquema básico de un sistema EGR

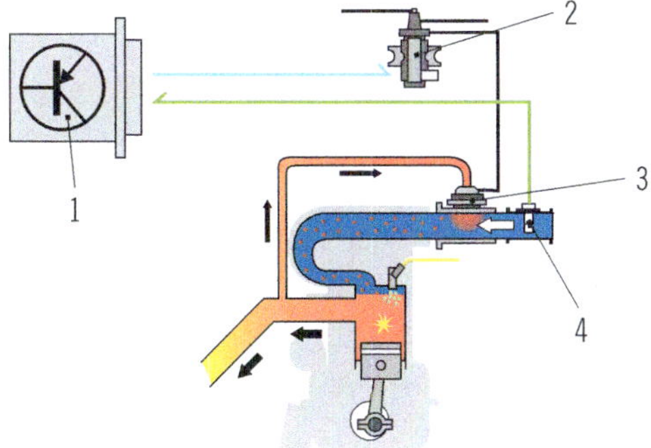

1. ECU Unidad de control electrónica
2. Electro-válvula de recirculación
3. Válvula EGR
4. Sensor de volumen de aire

Los componentes del sistema EGR son los siguientes:

- ECU, cargado de gestionar el accionamiento de la electro-válvula.
- Electro-válvula, actuador de la válvula EGR.
- Válvula EGR, que permite el paso de los gases del escape al colector de admisión a demanda del ECU.
- Sensor de volumen de aire, que da la información al ECU para que actúe sobre el EGR.

Sobrealimentación

Consiste en un dispositivo por el cual se consigue aumentar la presión del aire que se introduce en los cilindros, aumentado así su eficacia.

El sistema más común es el turbocompresor o turboalimentador, que básicamente es un compresor accionado por los gases de escape, cuya misión fundamental es presionar el aire de admisión para incrementar la cantidad de aire que entra en los cilindros del motor en la carrera de admisión, permitiendo que se queme eficazmente más cantidad de combustible.

Nota

El par motor y la potencia final pueden incrementarse hasta un 35 % gracias a la acción del turbocompresor.

Los componentes de este sistema son:

1. Admisión de aire: por donde entra el aire hacia el compresor.
2. Compresor: donde se comprime el aire a través del rotor movido por el rotor de turbina de escape.
3. Colector de admisión.
4. Colector de escape.
5. Cilindros del motor.
6. Rotor del compresor: aspas que giran a gran velocidad y que crean presión sobre el aire de admisión.
7. Escape lubricante eje: como el eje del rotor gira a gran velocidad, se crea una gran fricción que daña el eje si este no está bien lubricado.
8. Admisión lubricante eje.
9. Rotor de turbina: recoge el gas de escape que sale a gran presión girando a gran velocidad.

10. Válvula de descarga: libera al rotor de gases de escape cuando el ECU, que gestiona el sistema, se sobrecarga.
11. Descarga de gases al exterior.

Componentes del turbocompresor

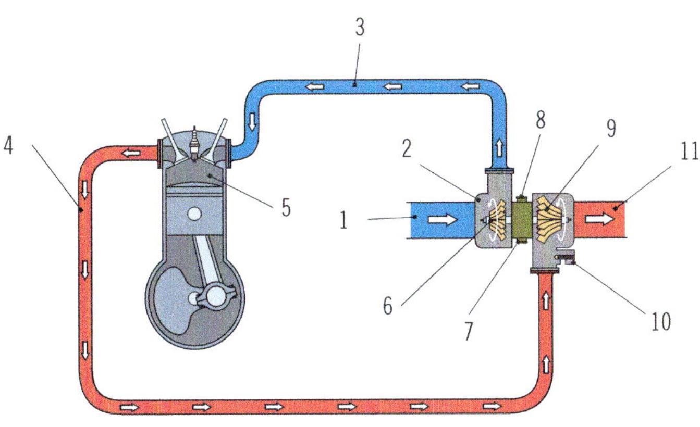

1. Admisión de aire
2. Compresor
3. Colector de admisión
4. Colector de escape
5. Cilindros del motor
6. Rotor del compresor
7. Escape lubricante eje
8. Admisión lubricante eje
9. Rotor de turbina
10. Válvula de descarga
11. Descarga de gases de escape

Al sistema de turbocompresor se le puede añadir un sistema más, que sirve para mejorar la calidad de la mezcla que se introduce en la cámara de combustión. Es un dispositivo que tiene el objetivo de enfriar el aire. Con este intercambiador de temperatura se consigue una mezcla de mayor calidad y, por lo tanto, una mejor combustión. Su nombre más comercial es el de *intercooler*.

Intercooler

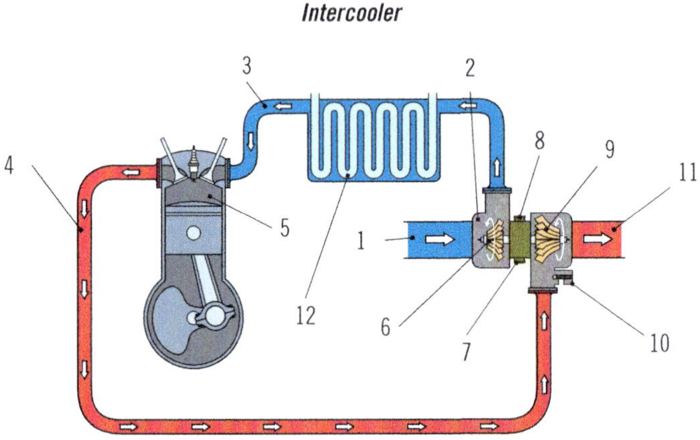

1. Admisión de aire
2. Compresor
3. Colector de admisión
4. Colector de escape
5. Cilindros del motor
6. Rotor del compresor
7. Escape lubricante eje
8. Admisión lubricante eje
9. Rotor de turbina
10. Válvula de descarga
11. Descarga de gases de escape
12. *Intercooler*

El catalizador

También llamado convertidor catalítico, tiene la función de disminuir los elementos contaminantes que están en los gases de escape, junto a la válvula EGR. Para ello se sirve de la sonda Lambda, que normalmente va situada en el tramo previo y posterior del catalizador y que calcula constantemente la cantidad de oxígeno presente en la mezcla de gases de escape, de tal modo que analiza si es pobre o rica en oxígeno. Toda la información es procesada por la ECU, que actúa gestionado la alimentación del automóvil.

Nota

En el interior del catalizador se encuentra una estructura cerámica que se asemeja a un panal de abeja, encargada directa de retener en su interior las partículas contaminantes.

Componentes de un catalizador

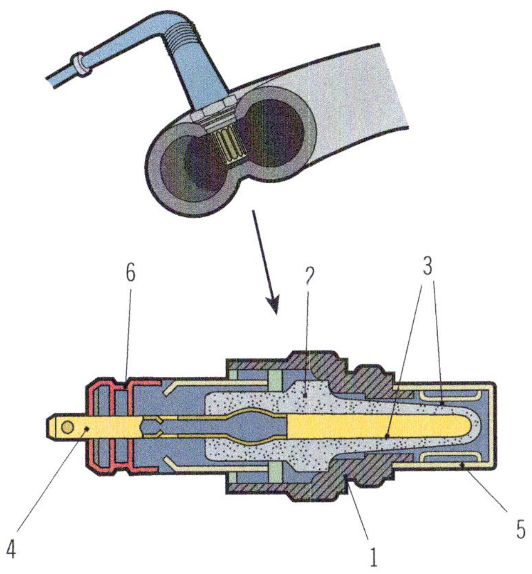

1. Cuerpo metálico
2. Cuerpo de bióxido de Circonio
3. Contactores de platino
4. Conector eléctrico
5. Cápsula protectora
6. Aislante

Variación del avance

Un comienzo de inyección constante de combustible en el motor y un régimen de revoluciones del mismo creciente aumentan el ángulo del cigüeñal entre el inicio de inyección y el inicio de la combustión, de manera que dicha combustión ya no puede producirse en el momento correcto e idóneo. La combustión más eficaz y el mejor rendimiento de un motor diésel solo se consiguen en una determinada posición del cigüeñal o de los pistones. La variación del avance tiene como dispositivos el sensor del ángulo de rotación, el variador de avance y las electroválvulas del variador de avance.

Este sistema de variación de avance tiene la función de adelantar el inicio de suministro en la bomba de inyección con respecto a la posición del cigüeñal del motor cuando este aumenta las revoluciones.

Esquema del variador de avance

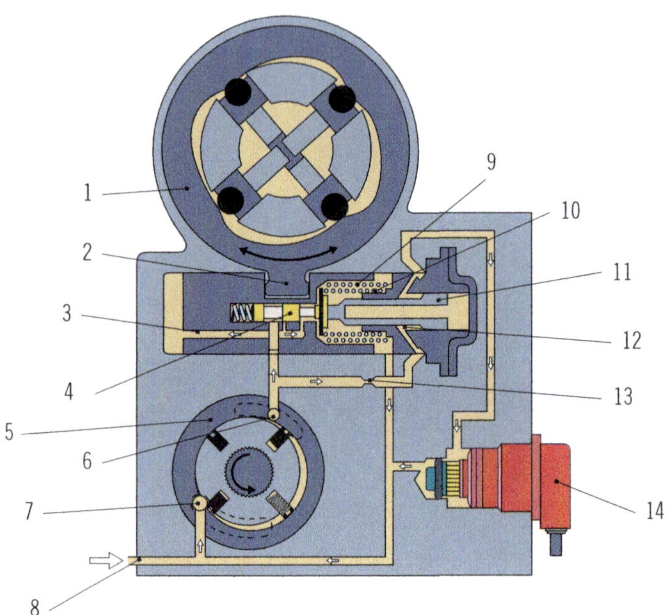

1. Anillo de levas
2. Espiga esférica
3. Canal de entrada / Canal de salida
4. Corredera de regulación
5. Bomba de alimentación de aletas
6. Salida de la bomba (lado de presión)
7. Entrada de la bomba (lado de aspiración)
8. Entrada del depósito de combustible
9. Muelle del émbolo de mando
10. Muelle de reposición
11. Émbolo de mando
12. Recinto anular de tope hidráulico
13. Estrangulador
14. Electroválvula del variador de avance

Nota

Este dispositivo adapta óptimamente el momento de inyección al estado de servicio del motor, compensado el desfase de tiempo condicionado por el retardo de la inyección y de encendido.

Operaciones de mantenimiento preventivo y resolución de averías frecuentes y medios empleados

Como se ha afirmado anteriormente, estos sistemas son un conjunto de dispositivos altamente sofisticados, en cuanto al grado tecnológico que poseen.

La ECU posee una serie de alarmas que se reflejan en el cuadro de mandos del salpicadero, cuando alguno de ellos no funciona correctamente. Debe prestarse, por tanto, una especial atención a estas alarmas.

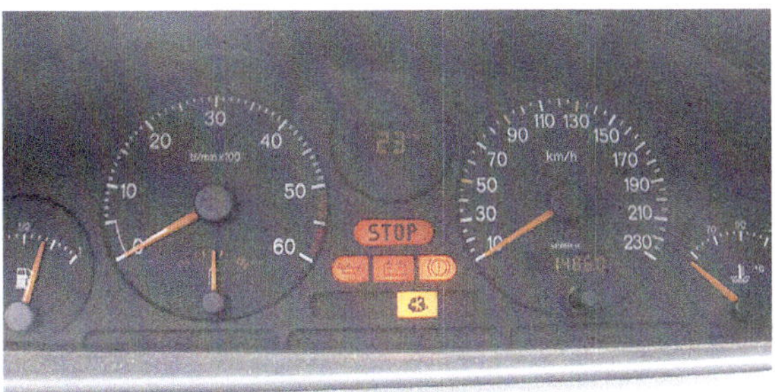

Cuadro de mandos del salpicadero

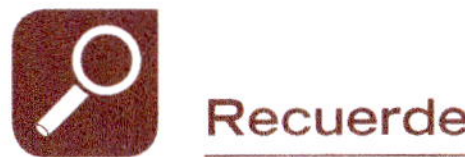

Recuerde

El conductor deberá limitarse a reconocerlas en el cuadro y a seguir las pautas que se indiquen en el manual de instrucciones del vehículo.

Las averías del sistema de alimentación se localizan o detectan a través de los sensores. Estos emiten unas señales de incidencia que se registran, si es posible, por duplicado, en el ECU (además, se contempla la posibilidad de adquirir la señal de otro sensor en caso de avería). Si se confirma la avería, se encenderá también el signo de alarma correspondiente en el salpicadero.

Señales de incidencia

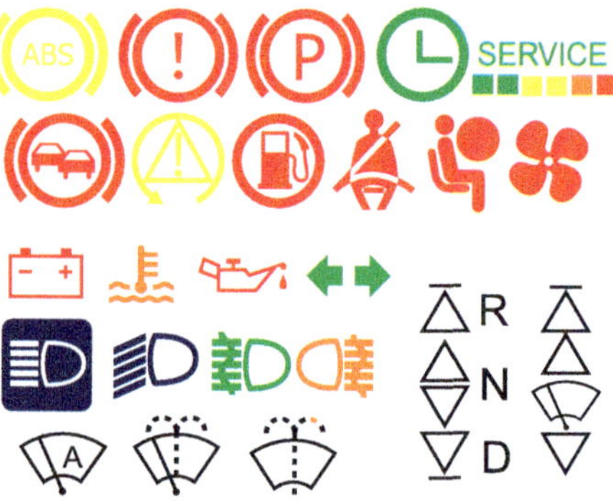

El ECU dispone de un módulo de supervisión, cuya misión principal es la de registrar todas las incidencias y averías, con sus respectivas condiciones ambientales correspondientes al motor.

Nota

El tratamiento de las averías dependerá de su gravedad y del riesgo para el motor.

De esta manera, se pueden distinguir diversas reacciones de la unidad de control:

- **Conmutación a un valor prefijado:** en caso de infracción de la tolerancia de las señales, se aplica un valor sustitutivo para el sensor.
- **Desconexión reversible:** en este caso, no se inyecta más combustible hasta que la causa que lo ha provocado desaparece.
- **Desconexión irreversible:** la desconexión del principal relé se produce por una avería que supera las opciones de diagnóstico del módulo de supervisión y, por lo tanto, se detiene el vehículo.

Junto al manual, hay otro libro o cuaderno de mantenimiento en el que se indican los periodos en los hay que llevar el vehículo al taller para realizar las operaciones de mantenimiento.

La diagnosis y el mantenimiento preventivo de los vehículos se realizan conectando la Unidad de Control Electrónica a un ordenador del taller, que incluye un programa específico para cada vehículo o dispositivo del automóvil. El resultado de este análisis del ordenador indicará el trabajo de mantenimiento a realizar por el mecánico.

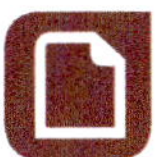

Nota

Estos intervalos de tiempo pueden medirse en horas de trabajo del vehículo, kilómetros realizados (suele ser la medida más habitual) o periodos específicos de tiempo, medidos en meses.

En resumen, el conductor de un vehículo sanitario debe de estar atento a la limpieza, a la activación de las alarmas, cambios de filtros (aire y combustible), a cumplir los periodos de revisión y a realizar el mantenimiento preventivo que indique el manual que debe hacer el conductor. El resto de acciones las llevará a cabo un profesional.

5. Sistema de arranque

Para arrancar un vehículo de combustión interna, es necesario disponer de un dispositivo capaz de mover el motor del vehículo hasta hacerlo llegar al ciclo de funcionamiento, ya que estos no pueden girar por sí solos. El motor eléctrico es el dispositivo más usado para el sistema de arranque, auque existen de otros tipos como: neumático, hidráulico y térmico.

Sabía que...

En los vehículos existen motores eléctricos para diversas operaciones, por ejemplo el motor del limpia-parabrisas, el motor de la calefacción, el motor del electro ventilador, etcétera. Son motores de corriente continua y funcionan con 12 voltios.

El principio en el que se basan los motores eléctricos es el magnetismo, que se define como una propiedad peculiar poseída por ciertos materiales, mediante la cual se pueden repeler o atraer mutuamente con naturalidad, de acuerdo con determinadas leyes.

Además, se puede decir que el magnetismo es una forma elemental de fuerza generada por el movimiento orbital de los electrones alrededor del núcleo, que progresivamente produce el efecto del magnetismo. Cada electrón crea un campo magnético débil, que, al juntarse con otros, crea un campo magnético intenso.

Debido a la existencia de una relación entre magnetismo y corriente eléctrica, es posible producir un electroimán. Esta relación es la base del funcionamiento de casi todos los aparatos eléctricos del vehículo, como el motor de arranque (marcha), el alternador y la bobina de encendido.

5.1. Componentes

Los principales elementos del sistema de arranque son tres: el motor eléctrico inducido, el bendix y el piñón de ataque.

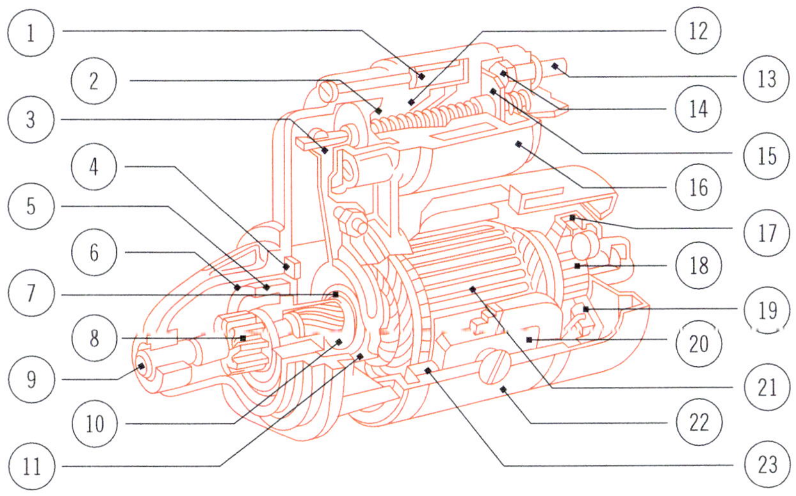

1. Bobina de retención
2. Resorte de retracción
3. Palanca de accionamiento
4. Freno de rotor
5. Empujador
6. Rodamiento
7. Resorte de engranaje
8. Piñón de ataque
9. Eje
10. Tope
11. Anillo-guía
12. Limitador
13. Perno de conexión
14. Placa de contacto
15. Puente de contacto
16. Bendix-Rele
17. Resorte de carbón
18. Colector
19. Escobillas
20. Pieza polarizada
21. Inducido
22. Motor eléctrico inducido
23. Arrollamiento de exitación

Bendix o relé

Este elemento, incorporado al circuito eléctrico del motor de arranque, intercalado entre la batería y el motor eléctrico como interruptor, cumple la función de cerrar el circuito para su funcionamiento eléctrico, además de servir como mecanismo de empuje para acoplar el piñón de ataque del sistema de arranque a la corona del motor.

Sus partes son:

- 1.- Bobina de retención.
- 2.- Resorte de retracción.
- 3.- Palanca de accionamiento.
- 12.- Limitador.
- 13.- Perno de conexión.
- 14.- Placa de contacto.

Motor eléctrico inducido

Formado por dos o cuatro polos (masa polar) en su circuito inductor, con sus bobinas en serie o en serie-paralelo, alimentadas por corriente continua a través de dos o cuatro escobillas.

Sus componentes son:

- 17.- Resorte de carbón.
- 18.- Colector.
- 19.- Escobillas.
- 20.- Pieza polarizada.
- 21.- Inducido.
- 23.- Arrollamiento de excitación.

Sección de ataque

Conjunto formado por un piñón de ataque y un mecanismo de empuje, cuya misión es la de transmitir el movimiento del rotor del motor de arranque a la corona del motor.

Sus componentes son:

- 4.- Freno de rotor.
- 5.- Empujador.
- 6.- Rodamiento.
- 7.- Resorte de engrane.
- 8.- Piñón de ataque.
- 9.- Eje.
- 10.- Tope.
- 11.- Anillo-guía.

5.2. Funcionamiento

El funcionamiento del sistema de arranque puede definirse en tres acciones, tal y como se describe a continuación.

Primera acción

Cuando se cierra el interruptor de arranque para alimentar al bendix, este cierra en primer lugar el contacto que alimenta el arrollamiento de "acción" y el de "retención" del relé. El núcleo del relé es atraído por las bobinas, desplazándose, moviendo a su vez la palanca de engrane que empuja el piñón hacia la corona del volante motor.

Primera acción del sistema de arranque

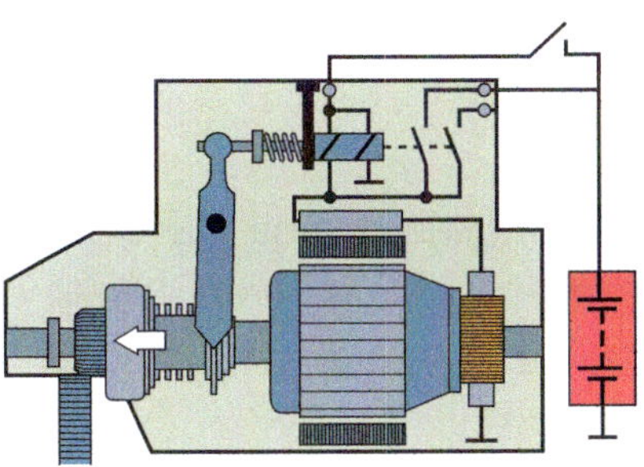

Nota

Aquí, el motor eléctrico todavía no gira, ya que no se han cerrado los contactos que lo alimentan con corriente eléctrica.

Segunda acción

El núcleo del relé se sigue desplazando y cierra los contactos que alimentan con corriente eléctrica al motor de arranque. Al cerrar estos contactos, se anula uno de los bobinados, en concreto el de "acción", de forma que solo funciona el bobinado de "retención", que mantiene el núcleo desplazado de su posición inicial y hace que el piñón de ataque engrane sobre la corona del volante motor.

Segunda acción del sistema de arranque

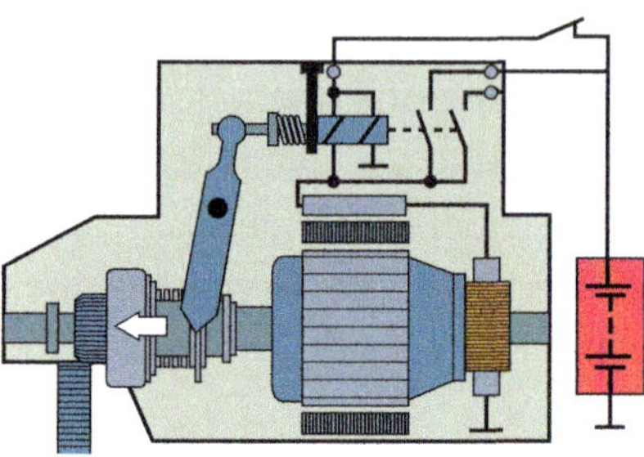

Tercera acción

El piñón de ataque se acopla en la corona del volante de inercia del motor. Mientras el eje del rotor gire más deprisa que el piñón de engrane, este es arrastrado por el rotor, comunicando el movimiento al volante de inercia, pero cuando el piñón de ataque gire más rápido que el rotor, se produce el desacople en el mecanismo de rueda libre.

Tercera acción del sistema de arranque

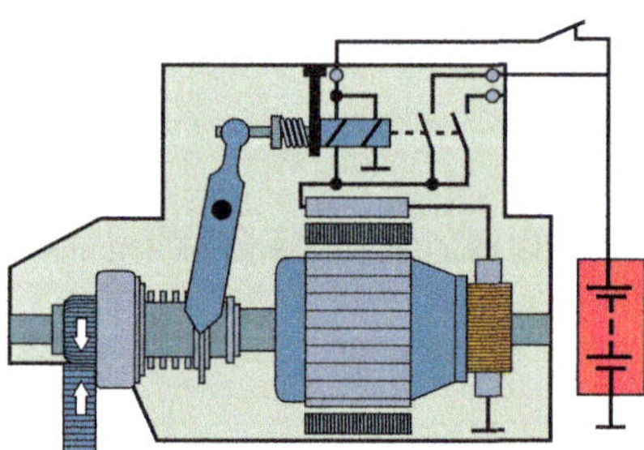

5.3. Operaciones de mantenimiento preventivo y resolución de averías frecuentes y medios empleados

Puesto que en todos los trabajos que se hagan en las piezas eléctricas del motor de arranque existe el peligro de un cortocircuito, lo mejor es desconectar el cable de tierra de la batería.

En el caso del generador, deben observarse constantemente las escobillas para determinar las condiciones en las que se encuentra y sustituirlas cuando sea necesario.

Los colectores, por su parte, deben examinarse para ver si sus superficies se encuentran lisas.

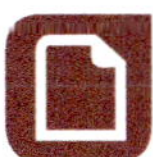

Nota

Los colectores deben limpiarse con un trapo humedecido en gasolina y secarse cuidadosamente.

El buje y el piñón de ataque tienen una boca de lubricación, que debe hacerse cada 25.000 km, con unos 3 cm^3 de aceite. El piñón de ataque se debe limpiar con una brocha humedecida en gasolina, lubricándolo a continuación con grasa graficada.

La principal avería de este sistema son los fallos del bendix, al no empujar el piñón de arrastre y, por lo tanto, no unirse a la corona del volante del motor. Frecuentemente, esta avería se debe a la suciedad de las escobillas, lo que hace que no se produzca correctamente el inducido.

6. Resumen

En el presente capítulo se han definido, descrito y desarrollado las diferentes partes y componentes que conforman la estructura mecánica del automóvil. Se han identificado las piezas más importantes de cada sistema, situando cada una en su lugar correspondiente, así como su funcionamiento y las carencias o averías que pueden derivarse por su mal funcionamiento o su mala conservación y puesta a punto. También se ha prestado una especial atención al papel que debe desempeñar el conductor en la conservación y mantenimiento de estos sistemas y en la detección precoz, a través de una interpretación correcta de las señales de las posibles averías.

En el transporte sanitario, el vehículo juega un papel fundamental, pues de este depende que tanto el personal sanitario como los enfermos que en él se desplazan puedan ser trasladados a tiempo, por lo que el vehículo debe de estar siempre operativo. El motor y los diferentes sistemas eléctricos y de seguridad de la ambulancia deben ser revisados frecuentemente para evitar al máximo las posibles averías en el vehículo.

Sin embargo, no todo se asegura con un correcto mantenimiento preventivo, sino que es inevitable que se produzcan averías. El conductor de ambulancias debe saber reconocer rápidamente estas señales de averías y saber cuál es la solución, solicitando, cuando lo estime oportuno, la colaboración de otros profesionales técnicos.

Ejercicios de repaso y autoevaluación

1. ¿Cuál de los siguientes dispositivos no pertenece al sistema de alimentación?

a. Bendix.
b. Cuba.
c. Válvula EGR.
d. Todas las opciones son correctas.

2. Con la implantación de medidas ecológicas contra la polución de los vehículos, ¿qué sistemas surgieron?

a. Sobrealimentación.
b. Catalizadores.
c. Válvula EGR.
d. Las opciones b y c son correctas.

3. ¿Qué tipos de sistema de inyección existen?

a. Directa.
b. Indirecta.
c. Sicodélica.
d. Las opciones a y b son correctas.

4. En la puesta en marcha de un motor existen tres elementos esenciales que forman parte del sistema de arranque...

a. ... inyectores, piñón de ataque y bendix.
b. ... bendix, motor eléctrico y piñón de ataque.
c. ... colector de admisión, bujías y relé.
d. ... válvula de escape, inducción y bendix.

5. **¿Cómo se llama el módulo que registra todas las incidencias y averías del ECU?**

   a. De prevención de riesgos.
   b. De gestión de averías.
   c. De supervisión de averías.
   d. Todas las opciones son correctas.

Capítulo 2

Operaciones de diagnosis y mantenimiento preventivo del sistema de transmisión de fuerzas y trenes de rodaje del vehículo de transporte sanitario

Contenido

1. Introducción

En este capítulo, se exponen otros aspectos estructurales del vehículo. En concreto, se centra en el sistema de transmisión como parte fundamental para el correcto movimiento del vehículo.

Un TTS debe conocer, por tanto, el funcionamiento del sistema y cuáles son sus componentes fundamentales. El mantenimiento de este sistema es menos accesible para el conductor, pues no es algo tan simple como verificar los niveles de agua o aceite, por ejemplo. El conductor debe saber escuchar a su vehículo y saber interpretarlo, pues por una buena interpretación se podrán evitar averías mayores.

En este sentido, es posible señalar que, si bien es cierto que todos los vehículos deben estar provistos de unos buenos neumáticos y una buena suspensión, es algo fundamental en lo que se refiere a una ambulancia. Por lo tanto, debe ser prioritario en la labor profesional del TTS cuidar y mantener en buen estado estos elementos. Las operaciones de mantenimiento preventivo de estos elementos pasan también por una buena conducción por parte del TTS.

2. Sistema de transmisión

El sistema de transmisión de un vehículo es el encargado de trasladar toda la fuerza generada en el motor, giro del cigüeñal, a través de todos sus componentes, hasta las ruedas. Estas harán posible el movimiento del automóvil. Por supuesto, este proceso no es tan simple como se ha definido, pero, a grandes líneas, resume su funcionamiento.

2.1. Componentes y funcionamiento

El sistema de transmisión tiene por misión modificar la relación de transmisión existente entre el cigüeñal y las ruedas, liberar el giro del cigüeñal del sistema de transmisión y hacer que las ruedas puedan girar a distinta velocidad en las curvas o en los giros.

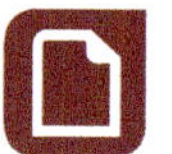

Nota

Las transmisiones se clasifican en:

- Transmisiones mecánicas: son accionadas por el conductor, que acciona simultáneamente el embrague y la caja de cambios.
- Transmisiones automáticas: son accionadas por presiones hidráulicas, tanto en el convertidor de torque, que reemplaza al embrague, como en la caja de cambios.

A continuación, se describen los elementos que componen el sistema de transmisión.

El embrague

Es el conjunto que, situado entre el motor y la caja de cambios, tiene como misión:

- Acoplar (embragar) o desacoplar (desembragar) el motor de la caja de cambios.
- En el arranque, asegurar una unión progresiva. Desacoplar temporalmente el motor de los elementos de la transmisión al cambio de marcha.

Árbol de transmisión

Situado entre la caja de cambios y el eje motriz, tiene como misión transmitir el movimiento que sale de la caja de cambios hasta el eje motriz, trasladándolo a las ruedas.

Caja de cambios

Está situada entre el embrague y el eje motriz y su misión es:

- Aprovechar al máximo la potencia del motor para vencer las variables resistencias del vehículo al desplazarse (cuesta arriba, en llano, cuesta abajo).

- Modificar la fuerza o la velocidad aplicada a las ruedas.

Eje motriz

Transforma el giro longitudinal del árbol de transmisión en giro transversal de los palieres.

Según donde esté situado, el vehículo será de:

- Parte delantera (vehículo de tracción delantera).
- Parte trasera (vehículo de tracción trasera).
- Parte delantera y trasera (vehículo de tracción en las cuatro ruedas o 4x4).

Esquema de transmisión para motor delantero y propulsión trasera

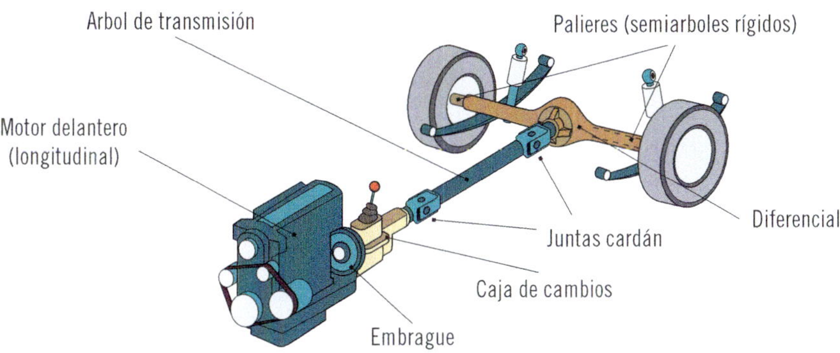

Esquema de transmisión de un motor delantero con tracción delantera

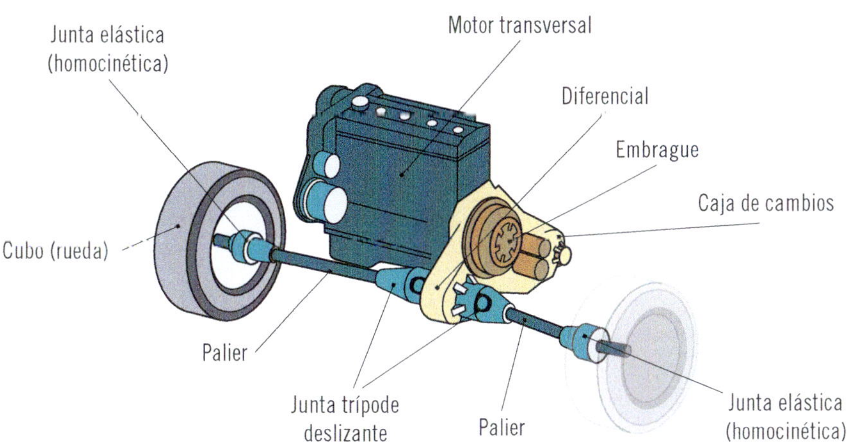

2.2. Operaciones de mantenimiento preventivo

Como se ha enunciado al comienzo del capítulo, las operaciones de mantenimiento preventivo en el sistema de transmisión no son tan simples como en los sistemas anteriores.

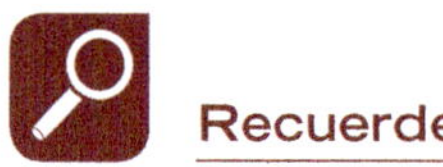

El mantenimiento preventivo en los sistemas de engrase o refrigeración pasa tan solo por procurar que los niveles de aceite y agua estén en los niveles óptimos para el normal y adecuado desarrollo de las funciones.

El mantenimiento preventivo del sistema de transmisión, debido a que la mayoría de sus componentes están cerrados o son inaccesibles para el conductor, requiere de una buena y adecuada conducción del conductor, así como de una correcta interpretación de los ruidos que suele emitir el sistema de transmisión y sus elementos cuando se ha producido o se está produciendo una anomalía.

A estas dos medidas, debe sumarse la atención que requiere la correcta lubricación de la caja de cambios. En las cajas de cambios convencionales, el cárter de la misma se encuentra lleno de lubricante hasta al tapón de llenado, engrasándose el eje intermedio por inmersión y los otros ejes y piñones por barboteo. El consumo es mínimo, a menos que haya fugas. Debe comprobarse el nivel periódicamente, efectuando esta verificación siempre con el vehículo situado en terreno llano.

Nota

Los cambios del lubricante se efectuarán con la periodicidad que indique el fabricante del vehículo.

2.3. Resolución de averías frecuentes y medios empleados

La señal de alarma que con mayor frecuencia aparece por alguna avería en el sistema de transmisión es la aparición de ruidos. A ella debe estar atento el TTS, sabiendo interpretar esos ruidos, ya que le indicarán qué tipo de avería es la que está sucediendo.

Si el sonido que se emite es un **zumbido,** deberá prestarse atención a la situación en la que aparece:

- Si suena la transmisión con un zumbido permanente cuando el motor tira del vehículo, cuando se acelera, las causas pueden ser un desgaste de la pareja piñón-corona o bien que los dientes del piñón entran demasiado en la corona.
- Si aparece el zumbido cuando se levanta el pie del acelerador, cuando el impulso del vehículo tira del motor, la causa será probablemente la contraria, que el piñón no engrana lo bastante con la corona, aunque también el desgaste puede producir el mismo síntoma.
- Si la transmisión emite el zumbido en todas las ocasiones, la avería se deberá al desgaste en piñones o cojinetes y/o a la falta de lubricante.
- Si el ruido solo se produce en las curvas, la avería será a causa de desgaste en el diferencial, satélites y planetas.

Cuando en lugar de zumbido se oye un **golpeteo,** las causas pueden ser:

- Astillado de los dientes.
- Existencia de un cuerpo extraño en el lubricante (una tuerca o un pasador sueltos).

- Desgaste en las estrías de los palieres o del árbol de transmisión.
- Sujeción floja en el cubo de la rueda.

Tanto los zumbidos como el golpeteo son indicadores de la necesidad de acudir con el vehículo al taller, ya que sus causas solo pueden ser corregidas por personal y equipos especializados. En el caso del ruido por golpeteo, deberá llevarse al taller el vehículo sin pérdida de tiempo.

Nota

El personal mecánico realizará las comprobaciones necesarias para solucionar la causa que provoca estos ruidos, debiendo tenerse en cuenta que, en caso de desmontar el diferencial para examinar ajustes y desgastes, deberá comprobarse y corregirse la alineación entre piñón y corona para suprimir zumbidos y evitar roturas en el futuro.

Averías en el embrague

La mayor parte de las averías del embrague se producen por un empleo inadecuado de este. Algunos conductores practican un mal uso del medio embrague, que consiste en desembragar ligeramente para hacer patinar parcialmente el embrague cuando se agota la velocidad que se lleva en la caja de cambios y el motor peligra con calarse. Esta situación se produce con frecuencia, por ejemplo, en el tráfico de la ciudad, en el que se varía continuamente de marcha, y en la subida de cuestas cerca de su coronación, donde se haría necesario cambiar a una marcha más baja.

Nota

Los embragues no se han hecho para patinar, el medio embrague desgasta rápidamente las superficies frotantes y hace padecer a los cojinetes o topes de empuje.

Los principales síntomas de avería en el embrague son los siguientes:

- El embrague patina y se nota en que, pisando a fondo el acelerador, el motor se revoluciona sin que el vehículo aumente en proporción su velocidad.
- Al arrancar el vehículo, lo hace bruscamente, a saltos, aunque el pedal se suelte poco a poco.
- El disco está pegado. En este caso, no es posible desembragar y no debe forzarse el pedal a fondo para intentarlo.
- Se produce un desembrague incompleto. Se nota en que, aun pisando a fondo, el cambio de marchas se hace difícil y ruidosamente.
- El pedal está muy duro, en todo su recorrido o en un punto.

Además de en el embrague, también pueden producirse averías en el árbol de transmisiones y en el eje motriz, aunque en estos casos poco se puede aportar sobre el mantenimiento preventivo, pues son estructuras alojadas en lugares no muy accesibles del automóvil. Estos elementos no ofrecen la posibilidad, por su estructura, de realizar operaciones de mantenimiento preventivo, como pueden realizarse en otros sistemas.

La avería más común es el hecho de que se "vaya el embrague" y no realice su función al embragar o desembragar. La principal causa de esta avería se debe a que el embrague debería haberse cambiado por superar el tiempo recomendado por el fabricante.

Importante

Un TTS siempre deberá estar atento a estos plazos, evitando siempre que se supere el tiempo recomendado. Aún así, en caso de que ocurra, el conductor deberá mantener una marcha corta, entre la 2ª y la 3ª, hasta llegar al taller. En caso de no poder engranar ninguna de las marchas, se deberá llamar a la grúa para que conduzca inmediatamente el vehículo al taller.

3. Sistema de frenos y ralentizadores

Para contener la marcha del automóvil, se aprovecha, en primer lugar, la resistencia al giro que opone el motor cuando es arrastrado desde las ruedas motrices por el impulso del vehículo. Al levantar el pie del acelerador, el motor tiende a caer en ralentí, de modo que su giro forzado frena y disminuye la velocidad. Esto se conoce como "freno motor".

El frenado consiste en la aplicación de una superficie fija contra otra giratoria. La finalidad de los frenos es retener y parar la marcha del vehículo.

La condición esencial que se exige a un correcto sistema de frenado es la de conseguir un frenado seguro en la menor distancia de frenado posible, cumpliendo una serie de requisitos:

- **Eficacia:** el esfuerzo necesario que debe ejercerse sobre el pedal, para frenar en un tiempo y en una distancia mínima, debe ser débil. Será eficaz, por tanto, si se consigue un frenado efectivo con el menor esfuerzo posible.
- **Estabilidad:** al frenar, el vehículo debe conservar su trayectoria sin derrapar, sin desviaciones ni reacciones extrañas en el volante.
- **Comodidad:** el frenado debe producirse de manera progresiva, con un recorrido de pedal razonable, sin ruidos ni trepidaciones.

Esquema del sistema de frenado de un vehículo

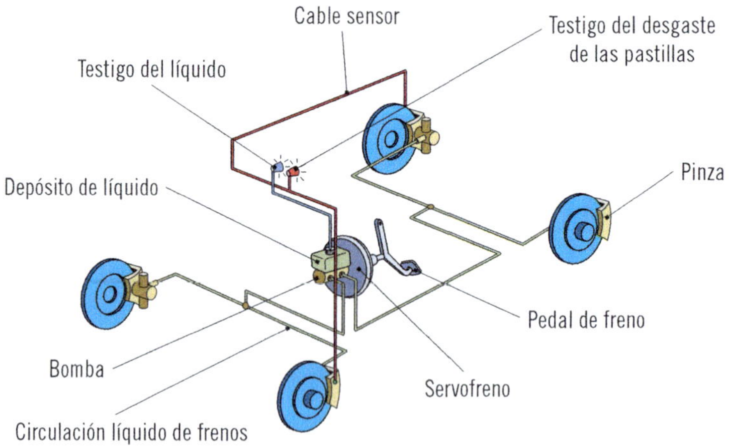

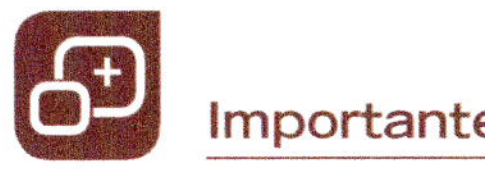

Importante

Debe tenerse en cuenta que se debe conseguir un frenado con estas características en todas circunstancias posibles: con el vehículo vacío o con carga, a cualquier velocidad, en llano, subida o bajada, en recta o en curvas, siendo el coche nuevo o usado y sin importar las condiciones del firme o piso.

Los ralentizadores, o frenos eléctricos, constituyen un sistema de retención basado en las llamadas corrientes parásitas o de Foucault, que se producen cuando un conductor atraviesa un campo magnético variable, o viceversa. Este sistema comprende un núcleo de estator (o carcasa) portador de un electroimán. Alrededor del núcleo de estator quedan alojados la bobina y los rotores, que son la parte móvil que absorbe y disipa la energía cinética del sistema.

Sabía que...

La corriente de Foucault (o corriente parásita) es un fenómeno eléctrico descubierto por el físico francés Leon Foucault en 1851.

Su funcionamiento es el siguiente:

1. El paso de la corriente eléctrica por las bobinas del estator crea varios campos magnéticos con polaridades alternas.
2. Cuando los rotores giran dentro de los campos magnéticos, aparecen las corrientes de Foucault en los mismos.
3. La energía cinética absorbida se transforma en calor y es disipada en los rotores.

3.1. Clases de frenos

Existen diferentes tipos de frenos, aunque todos ellos se basan en la misma fórmula: la aplicación de una superficie fija con un elevado coeficiente de adherencia contra otra superficie móvil y unida a la rueda. Debido al rozamiento entre ambas superficies, disminuye la velocidad del vehículo, transformándose la energía cinética en calor.

Nota

Normalmente, se consideran buenos frenos aquellos que tienen una eficacia estimada en torno al 80 %.

La distancia de frenado es el espacio recorrido por el vehículo desde que se actúa sobre los frenos hasta que este queda completamente parado. Esta distancia dependerá de varios factores:

- Presión ejercida sobre el pedal de freno.
- Velocidad del vehículo.
- Estado de los neumáticos.
- Adherencias.
- Fuerza y dirección del viento.
- Peso del vehículo.
- Naturaleza y estado del pavimento.
- Tipo de frenos.

A continuación, se describen los principales tipos de frenos.

Frenos de tambor

Son frenos de fricción, en los que las superficies de frotamiento están constituidas en el interior por un tambor giratorio, situado en las ruedas del vehículo, y un parte fija generalmente constituida por unas zapatas interiores, forradas de amianto o de compuestos a base de fibra de vidrio.

Frenos de disco

Su fundamento es el mismo que el de las pinzas sobre las llantas de las bicicletas: un cable tira y bascula las horquillas que oprimen sus zapatas contra la llanta de la rueda.

Frenos de contracción exterior

Son utilizados como freno a la transmisión. Se ha ido prescindiendo del uso de este tipo de freno, ya que resultaba demasiado brusco.

Nota

El árbol transmisor de este tipo de freno gira cinco veces más deprisa que las ruedas, por lo que el efecto de la frenada se hacía cinco veces más potente, lo que sometía a las juntas universales, engranajes y semiejes a un enorme y repentino esfuerzo de torsión. Este es el motivo de que en la actualidad se reserve como freno de contención a vehículo parado.

Otros elementos de frenado

El servofreno

Para que el esfuerzo aplicado por el conductor sobre el pedal del freno no tenga que ser excesivo, se utilizan los servofrenos, que ayudan con su fuerza la acción sobre el pedal.

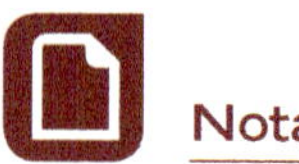

Nota

El servofreno se dispone de manera que el esfuerzo del conductor, en caso de fallo del sistema de asistencia, pueda ejercerse directamente sobre el circuito de frenos.

El freno de mano

Es un sistema que inmoviliza el vehículo cuando está parado, ya sea manual o automáticamente. También está disponible para parar el vehículo en caso de fallo del freno de servicio (función de emergencia). En la gran mayoría de los vehículos ligeros, se acciona con la mano y, mediante un cable, actúa sobre las ruedas traseras.

El funcionamiento del freno de mano se resume en los siguientes puntos:

- Al tirar de la palanca (1) hacia arriba, la uñeta del trinquete (4) se desliza a lo largo de los dientes del piñón dentado, quedándose fija en la posición deseada e impidiendo que la palanca se baje.
- Este desplazamiento de la palanca, accionando la varilla (3) y los cables (8) que accionan los dispositivos de frenado, hace de freno en los platos porta-frenos o mordazas.
- Para desconectar el freno de mano, basta con pulsar sobre el botón (2) que acciona la varilla (3), saltando la uñeta del trinquete, permitiendo la bajada de la palanca (1) y desconectando la fuerza de tiro sobre los elementos de frenado.

Componentes y funcionamiento del freno de mano

1. Palanca de mando
2. Botón de desclavamiento
3. Varilla
4. Trinquete
5. Varilla de tiro
6. Derivador
7. Cables con funda
8. Palanca accionamiento tambor
9. Tambor de freno

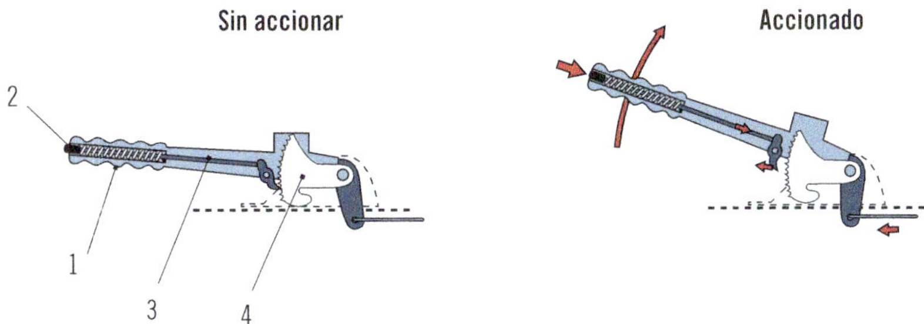

3.2. Componentes del sistema de frenos

Los componentes del sistema de frenos son diferentes según se trate de un sistema de frenos mecánico o hidráulico.

Sistema de frenos mecánico

En el sistema de frenos mecánico, la fuerza aplicada al pedal se transmite a los patines de freno de las diversas ruedas por medio de las varillas o cables, logrando de esta forma abrirlas y, mediante las balatas, trabar los tambores de las ruedas.

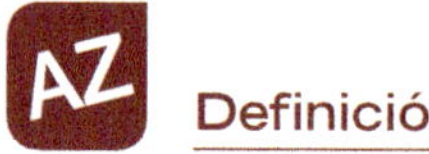

Definición

Balatas
Piezas metálicas que presionan el disco incorporado en el mecanismo de rodamiento de las llantas y se encargan del frenado del automóvil.

Los componentes del sistema de frenos mecánicos son:

- Pedal de freno
- Varillas
- Eje transversal
- Palanca de levas
- Palanca de freno de mano
- Leva de accionamiento del patín de freno
- Patines de freno
- Tambor

Sabía que...

Antiguamente, el sistema de frenos mecánico era el más utilizado, pero debido a que los vehículos actuales desarrollan velocidades mayores y principalmente por la dificultad de mantener una presión pareja de frenado en las ruedas, fue necesario reemplazarlo por frenos hidráulicos o neumáticos.

Sistema de frenos hidráulico

En el sistema de frenos hidráulico, el desplazamiento de los patines de freno para apoyarse contra los tambores se obtiene mediante la presión transmitida por una columna de líquido.

Los componentes del sistema de frenos hidráulico son:

- Pedal de freno
- Bomba de freno
- Cañerías y flexibles
- Cilindros de ruedas
- Conjunto de patines de freno
- Tambor de freno

Sistema de frenos neumático

En los dispositivos de frenado con transmisión neumática, la energía auxiliar, constituida por el aire comprimido, sustituye a la energía muscular del conductor.

Nota

En un dispositivo tal, la acción directa del conductor sobre los frenos no existe.

Los componentes del sistema de frenos neumáticos son:

- Compresor
- Filtro de aire
- Filtro y regulador de aire
- Estanque acumulador
- Válvula accionada por pedal
- Pulmones
- Válvulas de purga
- Conector de alimentación al carro

3.3. Funcionamiento. Utilización combinada de frenos y ralentizadotes. Límites de utilización

Como se ha expuesto anteriormente, el sistema de frenos es un conjunto de dispositivos que intervienen en el frenado y que tienen por función disminuir proporcionalmente la velocidad de un vehículo, estabilizar esta velocidad o mantener el vehículo inmóvil si se encuentra detenido.

Nota

Todo dispositivo de frenado funciona por la aplicación de un esfuerzo ejercido a expensas de una fuente de energía.

El funcionamiento del sistema de frenado puede resumirse en el siguiente proceso: el pedal derecho está conectado a la bomba de freno, de forma que al accionarse, envía el líquido de frenos hacia las cuatro ruedas. En cada una de estas cuatro ruedas hay un cilindro, generalmente colocado en forma horizontal, que tiene en su interior dos pistones. El líquido impulsado por la bomba empuja a los dos pistones hacia fuera y estos, a su vez, empujan a dos zapatas que tienen pegadas las cintas de frenos, que a su vez se comprimen contra las campanas de frenos, deteniendo el movimiento del vehículo.

Actualmente, existe el llamado sistema de frenos ABS *(Antilock Braking System),* que forma un conjunto de elementos que se añaden a la instalación del freno de servicio para evitar que las ruedas se bloqueen en el frenado. Proporciona, por tanto, un frenado más eficiente, con mayor capacidad de agarre, permitiendo siempre que el conductor controle la dirección del vehículo con el volante.

Nota

En caso de que una rueda se bloquee, esta deja de direccionar al automóvil y derrapa, existiendo el peligro de perder el control del mismo.

Los ralentizadores son los frenos eléctricos más utilizados y se emplean generalmente en camiones y vehículos pesados para el descenso de pendientes largas y pronunciadas sin fatigar a los frenos principales del vehículo.

El freno de transmisión eléctrica no difiere del freno de tambor descrito más que por el método empleado para la aplicación de los patines contra el tambor y para dosificar esta aplicación. El mando del dispositivo lo realiza por un controlador destinado a dosificar la intensidad de la corriente que circula en las bobinas del electroimán.

Por tanto, los ralentizadores, o freno eléctrico, se utilizan como un complemento más de seguridad para obtener una mayor eficacia en la detención del vehículo, junto con la acción predominante del sistema de frenos del vehículo.

El sistema de frenos hidráulico es el sistema más utilizado prácticamente en todos los automóviles.

El uso excesivo de los frenos causa recalentamiento y ocasiona el debilitamiento de estos. Este debilitamiento se debe a que ese calor excesivo produce cambios químicos en el revestimiento de los frenos que reducen la fricción y también causa la expansión de los tambores de freno. Como los tambores recalentados se expanden, las zapatas y el revestimiento tienen que moverse a más distancia para entrar en contacto. Este debilitamiento de los frenos puede suponer que el vehículo no reduzca efectivamente su velocidad o incluso que no pueda parar en absoluto.

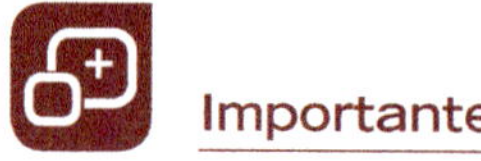

Importante

Cuando el efecto sobre los frenos puede ser prolongado en el tiempo, como es el caso de la circulación del vehículo en pendientes largas y/o empinadas, solo debe considerarse el uso del freno como complemento al efecto de frenado del motor, usando la marcha baja apropiada en cada momento.

Para evitar un uso excesivo e inapropiado del sistema de frenado, deben tenerse en cuenta las siguientes recomendaciones:

1. Aplicar los frenos solo con la fuerza suficiente para sentir una disminución perceptible de la velocidad.
2. Cuando la velocidad se haya reducido por debajo de la velocidad segura, soltar los frenos (esta aplicación del freno debe durar aproximadamente tres segundos).
3. Cuando la velocidad haya aumentado hasta llegar a la velocidad segura, repetir los pasos 1 y 2.

Ejemplo

Si, al bajar una pendiente prolongada, se estimase la velocidad segura en 60 km/h, no se aplicará efecto en los frenos hasta que se alcance esta velocidad. Una vez superada esta, se pisará el pedal de freno con la fuerza suficiente para reducir la velocidad gradualmente hasta situarse en los 55 km/h, soltándose a continuación dicho pedal. Se repetirán estos pasos tantas veces como sea necesario hasta alcanzar el final de la pendiente.

A continuación, se expone una tabla que recoge las distancias aproximadas de parada para distintas velocidades en condiciones normales:

DISTANCIA DE PARADA EN METROS			
Velocidad en km/h	**Buenos frenos**	**Valores tolerables**	**Frenos malos**
20	2	3.1	4
30	4.5	6.9	9
40	8	12.3	16
50	12.5	19	25
60	18	27.7	36
70	24.5	37.6	49
80	32	49.3	64
90	40.5	62.5	81
100	50	77.3	100

Como se puede apreciar, si se dobla la velocidad no se dobla la distancia de parada, sino que esta se cuadriplica. Esto se debe a que la fuerza necesaria para contener un vehículo es directamente proporcional al peso (a doble peso, doble fuerza), pero en cuanto a la velocidad lo es a su cuadrado (a doble velocidad, cuádruple fuerza).

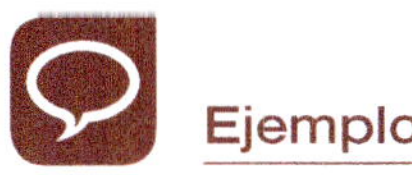

Ejemplo

Si se triplica la velocidad, la fuerza será nueve veces mayor.

Además, si el vehículo pesa más, va más cargado, el esfuerzo requerido a los frenos será mayor para conseguir el mismo efecto que si fuese vacío, por lo que también se deberá tener en cuenta este factor.

3.4. Operaciones de mantenimiento preventivo

Mantener el sistema de frenado de un vehículo es básico para la seguridad de sus ocupantes, por lo que el TTS deberá extremar las medidas preventivas necesarias.

Las operaciones de mantenimiento del sistema de frenos se basan en un buen conocimiento del vehículo de cada conductor, que le permita saber interpretar en todo momento las anomalías que se puedan producir en cuanto a la frenada y la estabilidad del vehículo, para poder intervenir a tiempo en la posible avería y que esta no aumente o para que la avería no desencadene alguna circunstancia más grave, como puede llegar a ser un accidente.

Control del nivel de líquido de frenos

El TTS debe realizar una revisión periódica del nivel del liquido de frenos, como principal operación que el conductor puede realizar *in situ*. Cuando el nivel de fluido o líquido de frenos disminuye en el depósito por debajo de los niveles mínimos, significa un desgaste excesivo de las pastillas. Por este motivo, en cuanto se comience a escuchar un chirrido al accionar los frenos, se deberán cambiar las pastillas, para evitar daños en estructuras relacionadas (rotor de frenos y/o caliper de frenos), que una vez dañadas requerirán ser cambiados por otras nuevas.

El periodo máximo para cambiar el líquido de frenos se establece cada dos años o cada 24.000 km, pero aún así se deberá consultar el manual del fabricante y ajustarse a lo que este recomiende.

Importante

Es fundamental cambiar el líquido de frenos, ya que este absorbe humedad de la atmósfera. Conforme el líquido absorbe esta humedad, se adelgaza y se vuelve menos resistente al calor y la corrosión, baja la temperatura de ebullición y, cuando hierve, el vapor aumenta la distancia que el pedal recorre para presionar los frenos.

Control del desgaste de los frenos

Para detectar a tiempo el desgaste de los frenos, debe prestarse atención a los siguientes indicadores:

- El desgaste de las zapatas (frenos de las llantas traseras), puede notarse a través del freno de mano. Si el recorrido de este al activarlo es muy bajo, ha llegado el momento de cambiarlas.
- El pedal de freno puede indicar que existe algún fallo si, al momento de pisarlo, baja mucho o, por el contrario, está demasiado rígido.
- Si el pedal de freno está muy bajo, puede ser que haya una fuga en el sistema hidráulico o que las pastillas estén desgastadas.
- Si al pisar el freno se escucha un chirrido, puede deberse a que las zapatas se encuentran desgastadas o a que haya falta de lubricación o piezas de metal desgastadas y resortes de frenos fatigados.

Los fabricantes recomiendan revisar y cambiar el sistema de frenos cada 12 meses.

Nota

Las pastillas de freno sufren desgaste muy rápidamente, por lo que debe prestarse una especial atención a su cambio, colocando aquellas que cumplan con las especificaciones del equipo original.

En definitiva, para que el TTS pueda comprobar que existe un correcto funcionamiento del sistema de frenado, deben realizarse las siguientes operaciones de forma rutinaria:

- Comprobar los niveles del líquido de frenos.
- Realizar la prueba del pedal, que consiste en presionar y soltar el pedal varias veces, con el motor en marcha, y comprobar si hay fricción o ruidos.
    - El movimiento del pedal debe ser suave y volver rápidamente a su posición inicial, sin chirridos, ni en el pedal ni en los frenos.
    - Además, se debe presionar fuertemente el pedal y comprobar que el tacto sea flexible, calculando y valorando la resistencia del pedal.
    - Para observar que no hay fuga de fluidos, hay que mantener una ligera presión sobre el pedal durante 15 segundos y comprobar que no hay movimiento involuntario del pedal.

3.5. Resolución de averías más frecuentes y medios empleados

Casi la totalidad de las averías que se producen en el sistema de frenado requerirán que se derive el vehículo al taller para su reparación. Aún así, es interesante que el conductor conozca las averías que con mayor frecuencia se producen y cuál sería su solución más recomendable.

Sabía que...

El fading es uno de los fenómenos más peligrosos que se pueden dar en un sistema de frenos, ya que es la pérdida de eficacia de frenada en caliente.

En la siguiente tabla se expone esta información, diferenciada por tipo de avería:

EXCESIVA CARRERA DEL PEDAL	
Causas probables	**Soluciones**
Fugas en el circuito.	Revisar todo el circuito y reemplazar la parte dañada.
Aire en el sistema.	Purgar el sistema y rellenarlo.
Líquido de frenos inadecuado o contaminado.	Lavar el sistema con alcohol metílico y luego llenar con líquido adecuado.
Bajo nivel de líquido de frenos.	Llenar el depósito de líquido de frenos y purgar el sistema.
Pastillas muy gastadas.	Sustituir las pastillas.

HAY QUE PISAR MUY FUERTE EL PEDAL PARA FRENAR	
Causas probables	**Soluciones**
Las pastillas están impregnadas de grasa o líquido de frenos.	Revisar por dónde se produce la pérdida y sustituir las pastillas.
Desplazamiento del pistón del caliper gripado.	Limpiar la carrera del pistón y reemplazar el retén y el guardapolvos.
Líquido inadecuado o poca cantidad del mismo.	Lavar el sistema con alcohol metílico, llenar con líquido adecuado y purgar.
Cilindro maestro o de rueda pegado.	Revisar todos los elementos hidráulicos y sustituir el agarrotado.
El pedal de freno se atora en su eje.	Lubricar y comprobar el casquillo.
Pastillas cristalizadas.	Instalar pastillas nuevas.
Discos dañados.	Reemplazar discos.
Mal funcionamiento del servofreno.	Verificar su funcionamiento y reparar las partes dañadas.

DISMINUYE LA CARRERA DEL PEDAL	
Causas probables	**Soluciones**
Goma del cilindro maestro gastada.	Reemplazar retenes y guardapolvos y lavar el sistema.
El pistón del cilindro principal no vuelve a su lugar.	Reparar el cilindro principal o sustituirlo.
Resortes retractores débiles.	Reemplazar los resortes.
Pistón del caliper pegado.	Limpiar la cámara del pistón, lubricar y cambiar el retén.

LOS FRENOS PIERDEN EFICACIA EN CALIENTE	
Causas probables	**Soluciones**
Pastillas de baja calidad.	Reemplazar.
Las pastillas hacen mal contacto.	Verificar la causa e instalar pastillas nuevas.
Disco muy delgado.	Reemplazar los discos.

EL COCHE OSCILA HACIA UN LADO	
Causas probables	**Soluciones**
Pastillas de un lado impregnadas de grasa o líquido.	Cambiar las pastillas del eje completo, verificar posibles pérdidas de líquido.
Los neumáticos no tienen la presión adecuada o presentan un desgaste desigual o un dibujo de diseño distinto.	Hinchar los neumáticos a la presión recomendada. Poner neumáticos del mismo modelo en el eje delantero y el otro par con dibujo idéntico en el eje trasero.
Pastillas cristalizadas.	Sustituir pastillas.
Cilindro de la rueda bloqueado.	Cambiar cilindro de la rueda.
Resortes de retorno sueltos o debilitados.	Revisar los resortes y reemplazar.
Una rueda se arrastra.	Comprobar si hay una pastilla suelta y la causa.

Continúa en página siguiente >>

<< Viene de página anterior

EL COCHE OSCILA HACIA UN LADO	
Causas probables	**Soluciones**
Dirección con holguras.	Reparar y ajustar.
Discos en malas condiciones.	Sustituir siempre por pareja.
Amortiguadores en mal estado.	Sustituir.

LOS FRENOS VIBRAN	
Causas probables	**Soluciones**
Pastillas con grasa, líquido o polvo.	Sustituir pastillas del eje completo.
Resorte de retroceso roto o debilitado.	Reemplazar.
Rodamientos de rueda sueltos.	Reajustar y reemplazar.
Discos ladeados.	Cambiar discos, siempre por el eje.
Ruedas desequilibradas.	Equilibrar las ruedas.
Rótulos en mal estado.	Sustituir.

LOS FRENOS CHIRRÍAN	
Causas probables	**Soluciones**
Láminas antirruido dobladas, rotas o fuera de sitio.	Sustituir las pastillas del eje completo.
Partículas metálicas o polvo incrustado en las pastillas.	Sustituir las pastillas del eje completo.
Pastillas de baja calidad.	Reemplazar las pastillas.
Las pastillas rozan con el caliper.	Aplicar lubricante en los apoyos de las pastillas con el caliper.
Rodamientos de las ruedas sueltos.	Verificar y, en caso necesario, reemplazar.
Discos en mal estado.	Sustituir los discos del eje completo.

4. Sistemas antibloqueo (ABS)

Evitar el bloqueo de las ruedas de un vehículo es una de las exigencias que presenta mayor complejidad, debido a la diversidad de parámetros que deben considerarse, cuestión que lógicamente se agudiza en los grandes vehículos, dada la variedad de distancias entre ejes, tipos de carrocerías, diferencia de peso entre cargados y vacíos y entre ejes, mayor transferencia de carga al frenar y una mayor inercia de las ruedas y del tren de rodaje, factores todos que influyen en la frenada.

En carreteras resbaladizas y en situaciones de emergencia, un exceso de frenada provoca con frecuencia el bloqueo de las ruedas. Una rueda bloqueada prácticamente no transmite fuerza lateral alguna, por lo que el vehículo se hace inestable y, en caso de bloqueo de las ruedas delanteras, ingobernable.

Nota

En superficies lisas o resbaladizas, la distancia de parada con las ruedas bloqueadas aumenta sensible y peligrosamente. En carretera seca el problema consiste en la abrasión de los neumáticos.

La finalidad del sistema consiste en mantener la manejabilidad y estabilidad del vehículo, es decir conservar su gobernabilidad, durante el frenado y reducir la distancia de parada, en cualquier condición de la carretera.

4.1. Componentes

El sistema antibloqueo de ruedas (ABS) es complementario de la instalación de frenado normal y está integrado por:

- Captador de velocidad (1).
- Receptor-bombín de freno (2).
- Bloque o grupo hidráulico (3), integrado por la válvula electromagnética de regulación (a) y la bomba (b).
- Cilindro maestro (4).
- Calculador electrónico (5), del que forman parte los módulos A calculador, B regulador y C control de testigo de alarma.
- Avisador o lámpara de control (6).
- Corona o rueda dentada (7).

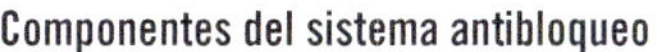
Componentes del sistema antibloqueo

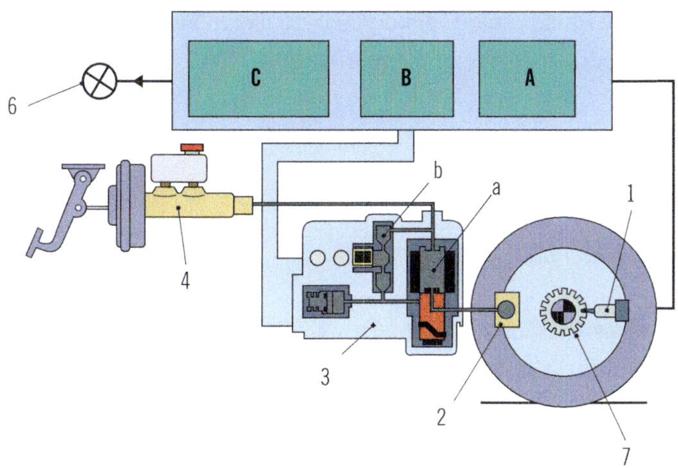

4.2. Funcionamiento

Cuando la velocidad del vehículo alcanza los 5 o 6 km/h, el depósito antibloqueo se autocontrola y ya está en disposición de actuar.

Si durante la frenada el captador de velocidad detecta un brusco aumento de la deceleración de una rueda, aviso de un inminente blocaje, el calculador actúa sobre la válvula de regulación correspondiente e impide cualquier aumento de la presión hasta hacerle caer tanto que la rueda encuentra una deceleración máxima sin blocaje. En esta situación, la fase inversa se desbloquea y se restablece la presión entre el cilindro maestro y el receptor-bombín de freno.

Nota

Durante una frenada en la que entra en acción el antibloqueo de ruedas, el ciclo descrito puede repetirse hasta 10 veces por segundo.

Las dos válvulas electromagnéticas de los frenos traseros alimentan a estos de igual forma. Un eventual accidente en el sistema del dispositivo antibloqueo será indicado al conductor por medio de un avisador luminoso en el salpicadero. En esta situación, el vehículo conserva su sistema de frenos clásico y el compensador asegura su plena eficacia.

A continuación, se detallan los principales componentes de este sistema de frenado.

Captador de velocidad y corona dentada

La sucesiva alternancia de dientes y de la rueda dentada es recogida por la bobina conectada a la unidad de control, que evalúa la velocidad de la rueda.

Captador de velocidad y corona dentada

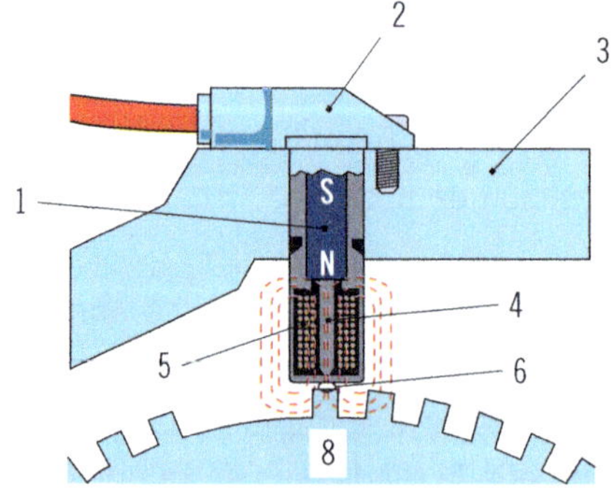

1. Imán permanente
2. Cuerpo
3. Cuerpo del motor
4. Núcleo de hierro dulce
5. Devanado (bobina)
6. Entrehierro
7. Campo magnético
8. Rueda transistora con marca de referencia

El calculador electrónico (ECU)

Evalúa la velocidad de rotación de la rueda por la señal enviada desde el captador y suministra una corriente continua de unos 5, 2 o 0 amperios a la válvula electromagnética de regulación del bloque hidráulico, prevista para cada rueda, modificando su resistencia interna.

El grupo hidráulico

Consta principalmente de cuatro válvulas electromagnéticas (una por rueda) y una bomba. Cuando una excesiva fuerza de frenado bloquea una rueda, el ECU envía una corriente de 5 amperios al grupo hidráulico, que excita la bobina de la válvula correspondiente y desplaza al pistón de tal manera que abre el paso entre el cilindro receptor y la bomba. Cuando la rueda se desbloquea, responde a la dirección. El ECU detecta que la velocidad de la rueda aumenta y vuelve a aplicar la presión hidráulica, se desbloquea y es liberada, y así sucesivamente.

5. Otros sistemas de frenado

Según las distintas marcas de vehículos y tipos de circuitos de frenado, puede variar la organización del sistema de frenado y la constitución de los dispositivos citados, pudiendo integrar, además, algún otro componente.

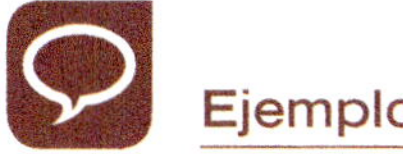

Pueden llevar instalados captores de velocidad, también llamados sondas o sensores, en los semiejes de las ruedas traseras correspondientes.

Entre los principales sistemas de frenado alternativos a los ya expuestos, pueden destacarse los que se describen a continuación.

5.1. Sistema antideslizamiento de ruedas motrices

Este sistema aprovecha la máxima adherencia disponible de las ruedas motrices, evitando el deslizamiento de las mismas.

Proporciona una total gobernabilidad del vehículo y elimina el efecto tijera, que puede aparecer si un vehículo pesado sobrepasa la velocidad crítica de la curva.

5.2. Sistema anti skid béndix (ASB)

Este sistema se compone de:

- Un grupo electrobomba, que suministra presión hidráulica de asistencia.
- Un grupo de presión de frenado, que regula el líquido de frenos en los cilindros receptores.
- Un calculador electrónico, que gobierna el grupo de presión de frenado.
- Un captor de velocidad y una corona dentada.
- Dos testigos luminosos, que informan al conductor si el sistema está operativo o no.
- Una toma de diagnóstico.

5.3. El programa electrónico de estabilidad (ESP)

Este sistema es un complemento del ABS que evita que el vehículo llegue a patinar debido a las intervenciones rapidísimas en el motor, la caja de cambios y los frenos. El frenado de cada rueda es intervenido de forma conveniente.

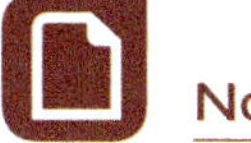

Nota

Cuando el automóvil se encuentra circulando, está sometido a fuerzas longitudinales y laterales que tienden a desplazar al vehículo. El conductor puede mantener al automóvil estable mientras el agarre de los neumáticos con el firme se mantenga. Si se toman las curvas demasiado deprisa o se es enérgico en el cambio de dirección, se generan fuerzas en sentido transversal que pueden hacer girar al vehículo sobre su eje vertical. El automóvil patina y no se puede controlar.

Si un vehículo en situación de derrape circula por la misma curva, las ruedas traseras se mueven hacia fuera. En este caso, el ESP retrasa la rueda delantera derecha y genera así una corrección a la derecha que estabiliza el vehículo.

El ESP, para lograr su efecto estabilizador, utiliza un microprocesador que evalúa las señales enviadas por los sensores ESP. Su funcionamiento es el siguiente:

1. Un sensor de ángulo de dirección registra la posición del volante.
2. Un sensor colocado en cada una de las ruedas registra la velocidad de estas.
3. Un sensor muy sensible registra los desplazamientos transversales debidos a las fuerzas centrífugas en las curvas.
4. Un microprocesador recoge estos datos e identifica la maniobra que quiera realizar el conductor.
5. El microprocesador compara de forma continua la situación real con la ideal e interviene rápidamente si el automóvil se desvía del curso deseado. Envía órdenes al sistema de frenos, que genera una fuerza precisa de frenado para cada rueda.
6. El ESP puede intervenir también reduciendo la velocidad del motor cuando se acelera de forma inconveniente.

6. Sistema de embrague

En cualquiera de las aplicaciones del motor de combustión, de explosión o diésel, es preciso interponer entre el motor y la transmisión un embrague, cuya misión es la de acoplar y separar ambos a voluntad.

El embrague, colocado en prolongación del cigüeñal, está intercalado entre el motor y la caja de velocidades, a los que se acopla y desacopla según se pise o no el pedal que el conductor manda con su pie izquierdo. Cuando el conductor pisa el pedal, el motor queda desembragado y su giro no se comunica a la transmisión.

A la salida del embrague, el giro del motor pasa a la caja de cambios, donde unos engranajes lo transmiten hacia las ruedas, o bien queda cortado en ellas, según la posición que ocupe la palanca del cambio que manda los citados engranajes. Para maniobrar, es necesario desembragar el motor.

Nota

El principal objeto del embrague es atender esta necesidad, es decir, que casi es un órgano auxiliar para el manejo de la caja de velocidades.

6.1. Manejo del embrague

Colocada la palanca de cambio en la posición conveniente para que la marcha del vehículo se inicie o se continúe en la forma deseada, el embrague debe volver a unir el árbol motor con la transmisión de una manera progresiva. Si el embrague es demasiado rápido, debido a un mal reglaje o porque el conductor suelta el pedal de golpe, la arrancada o la nueva marcha se realiza como un tironazo del vehículo, con la consiguiente molestia para los ocupantes y el perjuicio para la transmisión (puede romperse el palier por la aplicación brusca del esfuerzo de rotación). También puede provocar que el motor se cale, ya que su potencia, en el instante de embragar, no es suficiente para obtener la impulsión repentina del vehículo.

Si el pedal no se suelta por completo para embragar, el embrague patinará, ya que el disco conducido resbalará entre el plato conductor y el volante, dado que los muelles del embrague no están en libertad total para apretar una contra otra las superficies de frotamiento y estas resbalan, con gran producción de calor y desgaste.

Lo mismo sucede cuando para desembragar no se pisa a fondo el pedal: el desembrague es incompleto porque no se vence totalmente la fuerza de dichos resortes y las superficies de frotamiento no quedan libres para separarse.

Importante

De todas estas situaciones, se deduce la necesidad de efectuar completamente estas operaciones: pisar a fondo el embrague y soltarlo por completo para embragar, sin dejar que el pie siga apoyado sobre él.

6.2. Componentes y funcionamiento

El mecanismo del embrague está formado por los siguientes componentes:

1. Cigüeñal
2. Volante
3. Disco de fricción
4. Plato de presión
5. Muelle o resorte de diafragma
6. Eje primario o conducido
7. Cojinete de empuje
8. Cubierta o topo
9. Anillos de apoyo
10. Tornillos de fijación
11. Anillos

Figura A: motor embragado.
Figura B: motor desembragado

Cuando el mando hidráulico (o por cable) del embrague es activado por el conductor, la palanca desplaza al cojinete, el cual empuja al diafragma, que articula sobre los apoyos (9), que a su vez están fijos a la cubierta o tapa (8), dejando entonces de hacer fuerza, con lo que el disco de fricción ya no apoya sobre el volante. El primario (6) queda libre, no recibe par del motor, se puede cambiar de marcha con suavidad.

Del mismo modo, si se sale desde parado, se acoplará el disco de fricción con el pedal tanto más progresivamente cuanto más incremento de par se necesite en el primario.

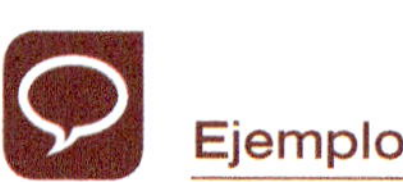

Ejemplo

En una cuesta muy pronunciada, se hará lo que se llama "hacer patinar el embrague".

7. Sistema de transmisión

El sistema de transmisión sirve para transmitir el movimiento de giro del motor a las ruedas motrices, variando la cantidad de vueltas entre ambos y provocando el desplazamiento del vehículo.

Este desplazamiento puede producirse de tres formas distintas:

- **Por propulsión:** el desplazamiento se produce por el empuje del vehículo por acción de las ruedas traseras. Dentro de este tipo, pueden destacarse dos clases:
  - **Tracción trasera y motor delantero:** usado en camiones principalmente, ya que proporciona una mayor adherencia de las ruedas motrices al acelerar.
  - **Tracción trasera y motor trasero:** usado en automóviles pequeños. Es más peligroso que el anterior, ya que, al carecer de peso en la parte delantera, aumenta su inestabilidad.
- **Por tracción:** las ruedas delanteras tiran del vehículo. Es el más usado.
- **Por tracción total:** en este caso, las cuatro ruedas del vehículo son motrices, proporcionando una buena adherencia.

Nota

Para solventar este inconveniente, se puede colocar el motor más centrado, aunque reduce el espacio habitable del vehículo (usado en coches deportivos).

7.1. Caja de cambios

La caja de cambios es aquel mecanismo que permite que el conductor pueda elegir a voluntad y establecer la fuerza de tracción del automóvil, utilizando los diferentes engranajes colocados dentro de la caja de cambios.

Nota

Si el motor estuviera acoplado directamente en las ruedas, sería imposible arrancarlo. En el caso de lograrlo, serían tantas las tensiones y las fuerzas que ejercería sobre el vehículo, que sería muy incómodo para los pasajeros e ingobernable para el conductor. Además, sería muy complicado logar un mecanismo de transmisión con la resistencia suficiente para ser duradero y fiable.

La caja de selección de velocidades mecánica tiene la misión de aprovechar al máximo la potencia del motor. A través de un tren de engranajes, es capaz de desmultiplicar la velocidad de rotación del motor, adaptándola a los requerimientos del conductor.

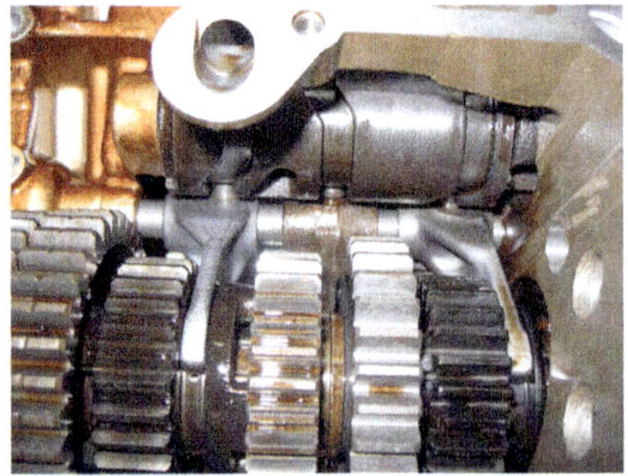

Caja de cambios

El motor de un vehículo en condiciones normales de marcha gira a unas 3.500 rpm (revoluciones por minuto). Si las ruedas rotasen a esa velocidad, el vehículo se desplazaría a una velocidad superior a los 350 km/h, por lo tanto, está claro que hay que disponer de un elemento intermedio que se encargue de variar la relación de la transmisión entre el motor y las ruedas. Así, la caja de cambios es el mecanismo, situado entre el embrague y el árbol de transmisiones, que saca el máximo partido a la potencia del motor, para que el vehículo pueda desplazarse venciendo sus diferentes resistencias. Además, lo hace modificando la fuerza o la velocidad a las ruedas, permitiendo ganar en fuerza lo perdido en velocidad y a la inversa.

Sabía que...

El principio de funcionamiento de la caja de cambios es el mismo que rige en la ley de palanca. Los elementos principales de la caja de cambios son las ruedas dentadas. Estas no son rectas sino helicoidales, ya que presentan un comportamiento más silencioso.

La caja de cambios, que contiene los diferentes engranajes, está llena de aceite lubricante de más alta viscosidad y resistencia a la presión que el lubricante del motor.

Sabía que...

Louis Renault patentó la caja de cambios de toma constante en 1899, con tres velocidades hacia delante y otra hacia atrás. Esta misma empresa familiar, más tarde se convertiría en la multinacional francesa que hoy sigue siendo una de las principales marcas automovilísticas.

Componentes

Los diferentes esquemas de trabajo entre los engranajes y los modos en que se acoplan para transmitir la fuerza del motor, hacen que se produzcan diferentes desmultiplicaciones, que se transmitirán a las ruedas.

En la siguiente imagen, correspondiente a una caja de cambios de toma constante con horquillas de acoplamiento deslizantes, pueden distinguirse los principales componentes:

Caja de cambios de toma constante con horquillas de acoplamiento deslizantes

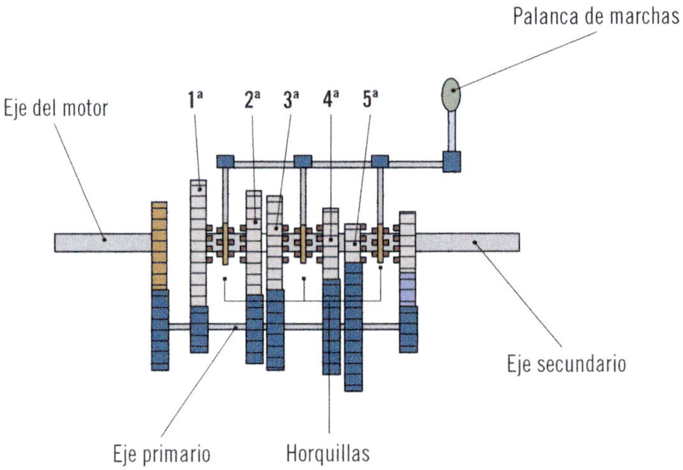

- Selector de velocidad: palanca que se utiliza para escoger los engranajes correspondientes.
- Eje primario: en el cual se transmite la fuerza del motor.
- Eje segundario donde están los diferentes engranajes de las velocidades y, en su extremo, el piñón de ataque.
- Piñón de ataque: encargado de engranar con la corona de transmisión.
- Piñón inversor: tiene como misión cambiar el sentido de giro, para la marcha atrás.

- Horquillas: elementos que mueve el selector de velocidad para hacer solidarios a los ejes primario y segundario.

Funcionamiento

En la caja de cambios, pueden determinarse dos engranajes distintos: un eje primario y uno secundario. De esta manera, se pretende conectar un piñón del eje primario con otro del eje secundario, para obtener una correcta relación. Por este motivo, se recurrió al sistema de constante toma o de permanente engranaje de los piñones de los dos ejes girando al unísono.

La selección de la velocidad se efectúa por el sincronizador, que, al desplazarse por el estriado del eje secundario, en un sentido u otro, fija uno de los piñones al eje. En función del par de engranajes seleccionados por el sincronizador, se obtienen distintas velocidades en la caja de cambios, con sus consiguientes valores de revoluciones y pares en las ruedas.

Para engranar la primera velocidad se empuja la palanca de cambios, la horquilla se introduce en el interior del piñón del eje secundario, con lo cual eje y el piñón se hacen solidarios. Los demás engranajes permanecen conectados, pero giran locos sobre sus ejes. Por el mismo procedimiento se van engranando las otras velocidades.

En cuanto a la marcha atrás, se conecta por medio de un piñón inversor de giro que, al interponerse entre el piñón del eje primario y el secundario, invierte el sentido del giro.

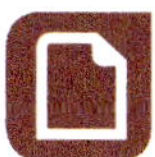

Nota

El punto neutral o punto muerto se consigue dejando la palanca selectora en el punto donde no engrana con ningún piñón.

Las principales averías de la caja de cambios son:

- La velocidad no se mantiene engranada.
- No engrana la velocidad.
- Ruidos en la caja de cambios y no entran las velocidades.
- Los piñones rascan y chocan por su desgaste.
- Ruidos secos y choques metálicos, por no funcionar los sincronizadores.

En la actualidad, todas las cajas de velocidades manuales disponen de cambio sincronizado. El momento de engranar los piñones sigue siendo ruidoso, expuesto a rozamientos y choques, aún en cambios con engranajes de toma constante.

La tecnología y la investigación añadieron al sistema de toma constante otro sistema que permite igualar las velocidades de rotación de las horquillas desplazables en el momento de efectuar el cambio, con lo que la toma de contacto y engrane es más suave, sin choques y sin ruidos, ya que los engranajes que se van a enlazar son del mismo diámetro.

Esquema del funcionamiento del sincronizador

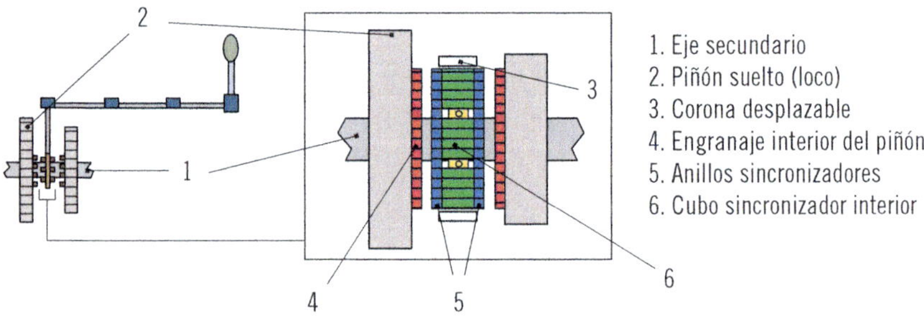

Continúa en página siguiente >>

<< Viene de página anterior

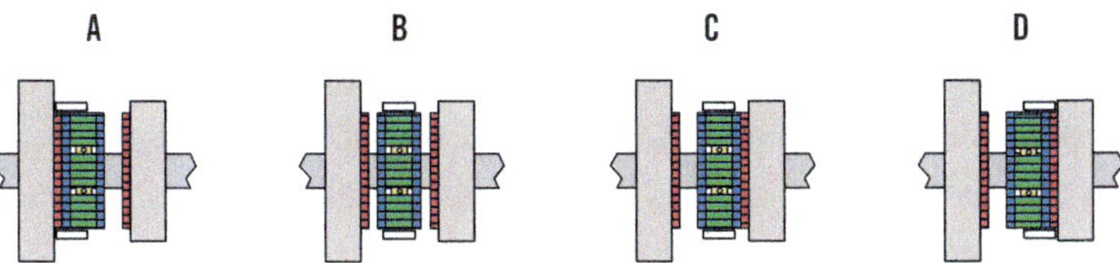

A. El primer piñón está engranado al eje.
B. Al desplazar la corona, el cubo sincronizador y los anillos se separan del piñón.
C. El anillo sincronizador entra en contacto con el engranaje del segundo piñón y empieza a girar a la misma velocidad.
D. La corona se desplaza engranando el cubo y transmitiendo el giro al eje. El segundo piñón está engranado.

Caja de cambios automática

Aunque, en la sociedad española, es mucho más frecuente que el vehículo sea de cambio manual, también existen en el mercado vehículos equipados con la caja de cambios automática, por lo que merecen una atención particular.

La caja de cambio automática realiza los cambios automáticamente a medida que el vehículo se mueve, liberando así al conductor del vehículo de la tarea de cambiar de marchas manualmente.

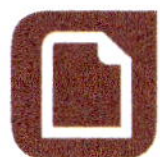

Nota

Pese a no ser el sistema más extendido en España, se considera que el cambio automático no solo proporciona más comodidad al conductor, sino que aporta al vehículo mayor seguridad activa, ya que el conductor no tiene que estar pendiente de los cambios de marcha, pudiendo destinar toda su atención a la circulación.

Los elementos fundamentales que componen la mayoría de los cambios automáticos actuales son:

- Un convertidor hidráulico de par que varía y ajusta de forma automática su par de salida al par que necesita la transmisión.
- Un tren epicicloidal o una combinación de ellos que establece las distintas relaciones del cambio.
- Un mecanismo de mando que selecciona automáticamente las relaciones de los trenes epicicloidales. Este sistema puede ser mecánico, hidráulico, electrónico o una combinación de ellos.

El control electrónico es la mayor innovación de la que disponen los cambios automáticos actuales, dando al conductor la posibilidad de elegir entre varios programas de conducción (económico, deportivo, invierno), mediante una palanca de selección, llegando actualmente a existir sistemas de control que pueden seleccionar automáticamente el programa de cambio de marchas más idóneo a cada situación concreta de conducción.

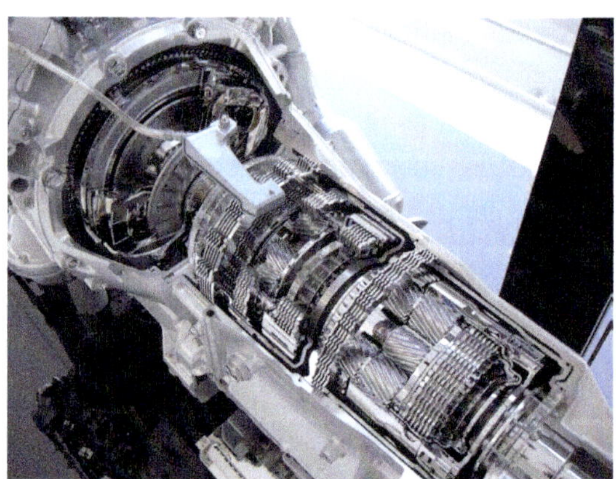

Caja de cambios automática

Sabía que...

Entre los datos que utilizan estos sistemas para sus cálculos, se encuentran la frecuencia con que el conductor pisa el freno, la pendiente de la carretera, el número de curvas de la misma, etcétera.

Las averías en este tipo de cambios requieren en general de un diagnóstico y reparación en el taller, limitándose el conductor a la verificación del nivel de aceite y control de fugas del mismo.

Nota

Las averías suelen ser debidas a reglajes incorrectos y fallos en los elementos mecánicos, hidráulicos o eléctricos, los cuales han de investigarse antes de emitir un diagnóstico.

7.2. Árbol de transmisión y diferencial

Como se ha comentado anteriormente, la transmisión tiene como principal función la de trasladar el movimiento de la caja de cambios a las ruedas motrices y participar en la desmultiplicación total del giro del motor.

También se ha hecho referencia a que, dentro de las transmisiones, se pueden diferenciar configuraciones distintas, dependiendo de la colocación de los diferentes elementos de los automóviles (automóviles con motor delantero y tracción trasera o delantera, o a la inversa).

Asimismo, es un factor a tener en cuenta la disposición del motor, que puede ser transversa o longitudinal al sentido de la marcha.

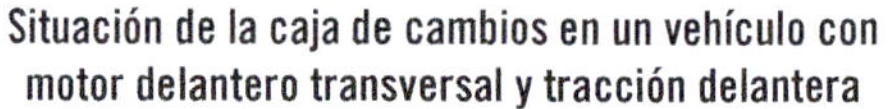

Situación de la caja de cambios en un vehículo con motor delantero transversal y tracción delantera

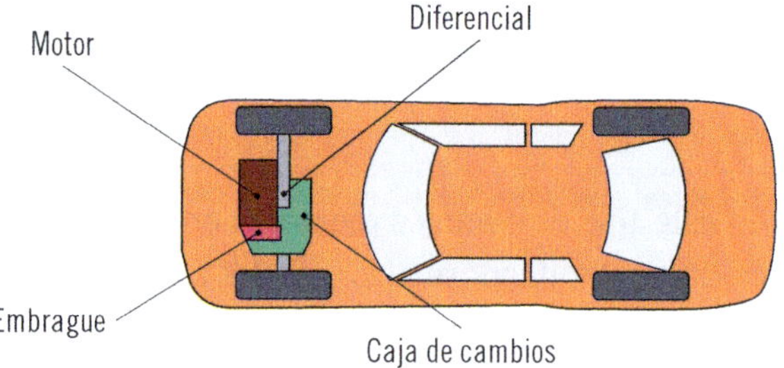

El giro de motor pasa por la caja de cambios y, a través del árbol de transmisión, llega a las ruedas colocadas en un eje transversal. Este cambio de ángulo se consigue mediante el diferencial, pasando por los elementos del puente a las ruedas.

Situación de la caja de cambios en un vehículo con motor delantero longitudinal y tracción trasera

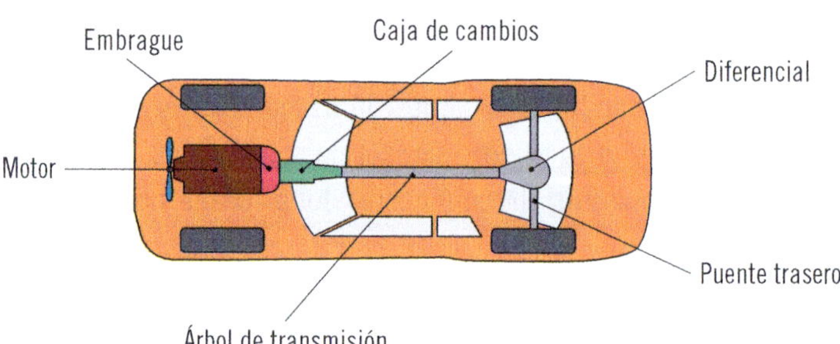

Componentes

El árbol de transmisión está realizado en acero especial altamente resistente a la torsión. Su sección se determina por su longitud, por el par a transmitir y por su velocidad de giro.

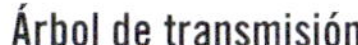

Árbol de transmisión

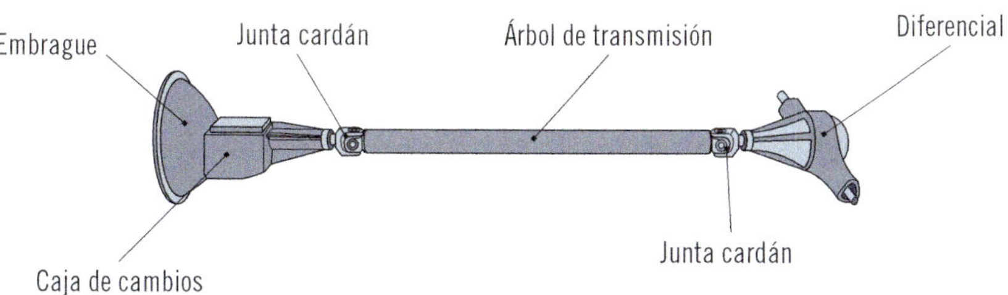

Cardán

El cardán es un componente esencial en el árbol de transmisión. Este elemento permite unir dos ejes que giran en un ángulo distinto respecto al otro. Su misión es la de transmitir el movimiento de rotación de un eje al otro, a pesar de estar en ángulos diferentes.

Junta Cardán

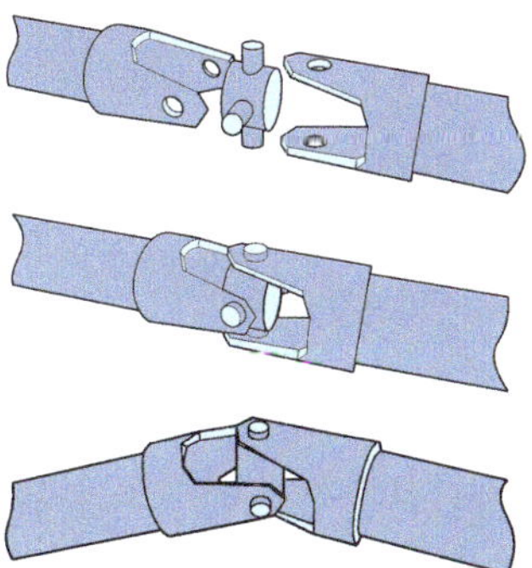

Sabía que...

El cardán es un elemento mecánico, que debe su nombre a su inventor, Girolamo Cardamo (1501-1576), médico y matemático italiano.

Diferencial

El diferencial es un elemento mecánico que tiene como misión permitir que el vehículo gire en las curvas, facultando que sus ruedas propulsoras puedan describir sus respectivas trayectorias sin deslizamiento sobre el suelo. Consigue este efecto por la diferencia de colocación de sus ruedas, una en el interior y otra en el exterior.

Diferencial

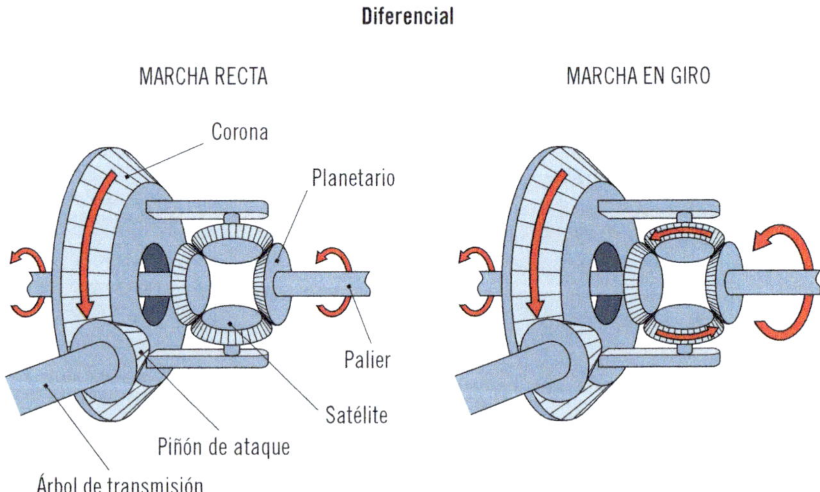

Este elemento reparte el esfuerzo de giro de la transmisión entre los palieres de cada rueda del tren trasero y delantero, actuando como mecanismo de balanza, haciendo repercutir de esta manera el par sobre las dos ruedas.

Los principales componentes del diferencial son:

- **Corona:** engranaje donde llega la fuerza de la transmisión a través del piñón de ataque y hace girar la caja de satélites.
- **Engranajes satélites:** están unidos cada uno a un eje y giran libremente.
- **Engranajes planetarios:** están unidos a los palieres y transmiten la fuerza motriz.
- **Piñón de ataque:** transmite la fuerza motriz a la corona.

Tren delantero y tren trasero

Otro componente del árbol de transmisión es el tren delantero y trasero. La transmisión del movimiento giratorio del diferencial a las ruedas se realiza por unos elementos llamados palieres, normalmente de distinta longitud y macizos.

Los palieres deben permitir las oscilaciones verticales y horizontales que producen las desigualdades de las carreteras. Además, deben permitir el giro de dirección de las ruedas directrices. Por ello, disponen de juntas homocinéticas que transmiten el giro de una forma uniforme de un árbol a otro sin alterar su regularidad.

Tren delantero

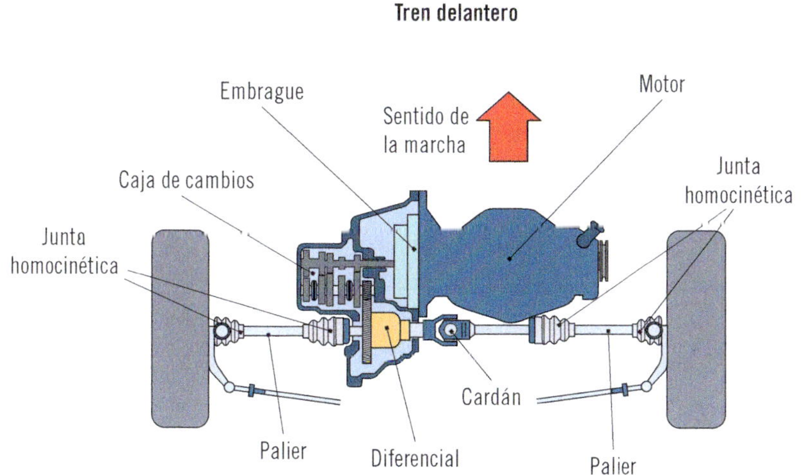

El tren trasero está envuelto por una carcasa y es un eje clásico denominado rígido.

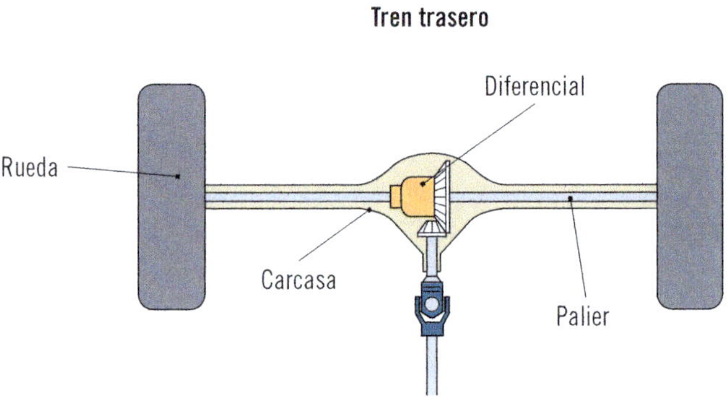

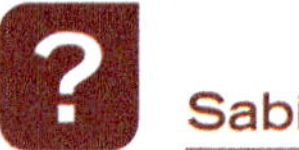

Sabía que...

En la actualidad, con la amortiguación o suspensión independientes, está en desuso el tren rígido.

Las averías más frecuentes que suelen producirse son:

- Ruidos, zumbidos y golpeteos al circular o girar la dirección, por desgaste de piñones o coronas.
- Pérdidas de lubricante o falta de nivel.
- Roturas de los palieres, transmisiones (poco frecuentes) y el cardán.
- Roturas de los guardapolvos de las juntas homocinéticas.
- Roturas de los cojinetes, con pérdidas de elementos como las bolas.
- Que los engranajes encajen poco o demasiado entre ellos.

Operaciones de mantenimiento preventivo

En este sistema, las tareas que puede realizar el conductor son muy limitadas, ya que los diferentes elementos están controlados electrónicamente y, por lo tanto, será la alarma del salpicadero lo que indique cualquier incidencia.

Importante

El conductor sí puede estar atento a las posibles fugas que pudieran producirse en sus líquidos, observando si hay manchas en el suelo, después de estar parado el vehículo durante un tiempo.

Es importante que se preste atención a los guardapolvos de las juntas homocinéticas, observando su estado de forma periódica, ya que con el tiempo se rompen y, al entrar suciedad en el interior de las juntas, acaban por perder su engrase, pudiendo romperse o generar un ruido molesto.

7.3. Sistemas de control de tracción

El control de tracción es un sistema de seguridad automovilística diseñado para prevenir la pérdida de adherencia cuando el conductor se excede en la aceleración del vehículo o cuando realiza un cambio brusco en la dirección. En general, se trata de sistemas electrohidráulicos.

Funciona de tal manera que, mediante el uso de los mismos sensores y accionamientos que emplea el sistema antibloqueo de frenos, se controla si en la aceleración una de las ruedas del eje motriz del automóvil patina y, en tal caso, el sistema actúa con el fin de reducir el par de giro y así recuperar la adherencia entre neumático y firme, realizando una (o más de una a la vez) de las siguientes acciones:

- Retardar o suprimir la chispa a uno o más cilindros.
- Reducir la inyección de combustible a uno o más cilindros.
- Frenar la rueda que ha perdido adherencia.

Algunas situaciones comunes en las que puede llegar a actuar este sistema son las aceleraciones bruscas sobre firmes mojados.

El control de tracción no se limita a reducir el deslizamiento de las ruedas durante la aceleración, sino que también permite que la tracción del eje trasero del coche sea controlada en cualquier momento.

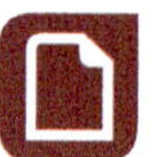

Nota

Este control puede ser utilizado para influir sobre cualquier aspecto de las prestaciones del coche, incluyendo el frenado y el paso por las curvas.

El control de tracción requiere de un complejo algoritmo. Los equipos programan los ordenadores del control de tracción con el comportamiento deseado en el coche en cada momento. Los sensores del coche dicen al control de tracción cuál es el comportamiento del coche. El ordenador, entonces, utiliza modelos matemáticos para determinar qué acciones deberían llevarse a cado sobre el eje trasero y conseguir el comportamiento deseado.

El modelo matemático es necesario para predecir las cantidades de acelerador, ignición y combustible precisos para producir la tracción deseada en las ruedas traseras. Este modelo incluiría las rpm (revoluciones por minuto) del motor, así como su temperatura, la presión del aire, el par motor, etcétera. Además, este par motor puede ser negativo.

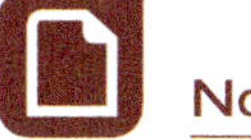

Nota

El modelo también incluye aspectos como la inercia rotacional del motor, las relaciones de las marchas y la rigidez torsional del eje.

El modelo matemático de dinámica del vehículo es necesario para predecir el par motor necesario para producir el par deseado en las ruedas traseras. Este modelo incluye elementos como las fuerzas aerodinámicas, las masas, los momentos de inercia, información sobre los neumáticos y posición de las suspensiones. El modelo de dinámica del vehículo mejoraría con mapas del circuito que leyeran los baches, las curvas y otros factores que influyen en el coche.

Sistema de control de tracción

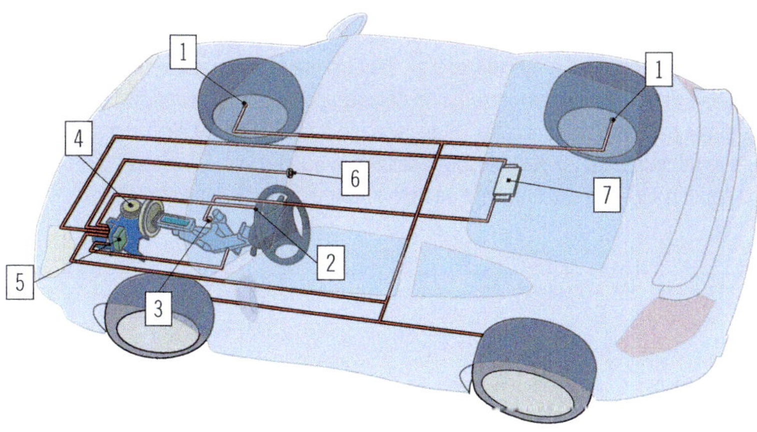

1. Sensor de velocidad de la rueda
2. Sensor de guiñada y aceleración transversal
3. Sensor de ángulo de dirección
4. Generador hidráulico
5. Modulador hidráulico, sensor de presión de frenos y unidad electrónica de control (ECU)
6. Interruptor de desconexión
7. Unidad de control eléctrica del motor

Durante el frenado, el coche tendrá un control efectivo de la parte trasera. Si se está frenando muy poco, entonces el tren trasero puede aplicar par negativo en las ruedas traseras para asistir a los frenos. Si, por el contrario, se está frenando demasiado, el tren puede aplicar par positivo para contrarrestar los frenos. El piloto frenará de forma más efectiva y tendrá que preocuparse menos de bloquear las ruedas y hacer un trompo.

En una curva, si un conductor de ambulancia responde al sobreviraje levantando el pie del acelerador, la situación puede volverse peor. El control de tracción puede utilizar la dinámica del coche para predecir cuándo puede desacelerarse sin el riesgo de empeorar la situación. El control de tracción puede entonces tomar el mando hasta que determine que el coche es estable otra vez. El control de tracción también puede sentir o predecir el sobreviraje y desacelerar sin necesidad de órdenes del piloto.

Nota

El control de tracción no es sencillo, ni siquiera durante la aceleración. Una rueda rodando a velocidad de suelo no crea fuerza hacia delante, por lo que el neumático debe derrapar ligeramente para acelerar el coche. La aceleración aumenta con el deslizamiento hasta su pico (normalmente, un 20 %) y después comienza a reducirse. En contraste, el desgaste de los neumáticos siempre aumenta cuando mayor es el deslizamiento.

Transmisión 4x4

Los vehículos con tracción a las 4 ruedas se dividen en dos categorías:

- Tracción total permanente (AWD).
- Tracción total conectable (4WD).

Tracción total permanente (AWD)

Este sistema, también conocido como tracción integral, distribuye siempre la fuerza de tracción a las cuatro ruedas. La fuerza de tracción del motor se transmite al diferencial central a través de la transmisión y, desde aquí, a las cuatro ruedas. Además, el diferencial central absorbe las diferencias de rotación de las ruedas delanteras y de las traseras, controlando el fenómeno de frenado al tomar curvas cerradas.

Nota

Este tipo de tracción se usa más en turismos que circulan por carreteras que por caminos *(offroad)*.

Tracción total conectable (4WD)

Este sistema tiene tracción permanente solo en las ruedas posteriores. Según la voluntad del conductor y de acuerdo con las condiciones de la carretera, la tracción delantera se conecta con una palanca, quedando enganchada. Esto quiere decir que permanentemente las 4 ruedas giran a la misma velocidad.

Nota

Este tipo de tracción se utiliza más en vehículos todoterreno.

En un sistema de tracción total conectable, la fuerza de tracción del motor se transmite a la caja de transferencia a través de la transmisión. Cuando se selecciona 2WD, la fuerza de tracción se distribuye a dos ruedas y, cuando se selecciona 4WD, la fuerza de tracción se distribuye a las cuatro ruedas.

Nota

En algunos tipos de 4WD, el conductor puede seleccionar 4-alta, que emite la fuerza de tracción normal, o 4-baja (marcha reductora), que se emplea cuando el vehículo requiere una fuerza de tracción adicional.

Para seleccionar 2WD o 4WD se utilizan unos botones o una palanca situada en la consola.

Sabía que...

Mercedes-Benz fue la marca pionera en usar el sistema electrónico de control.

La gran diferencia entre los vehículos de tracción total permanente (AWD) y los tracción total conectable (4WD), es que estos últimos no se pueden mantener en carretera con tracción en las 4 ruedas, porque se calientan. Solo debe usarse cuando las condiciones del camino lo exigen. Los permanentes están diseñados para funcionar todo el tiempo y, bien la distribución de la tracción puede variar de acuerdo al terreno y condiciones atmosféricas.

Esquema de transmisión 4x4

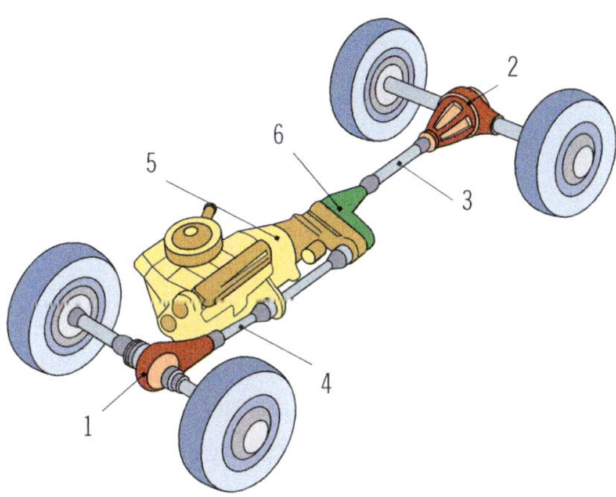

1. Grupo diferencial delantero
2. Grupo diferencial trasero
3. Árbol de transmisión trasero
4. Árbol de transmisión delantero
5. Caja de cambios
6. Caja reductora

8. Sistema de dirección

La necesidad de disponer de un sistema eficaz que sea capaz de modificar la trayectoria del automóvil es un asunto de vital importancia para que el conductor pueda variar a voluntad la dirección del automóvil de una manera sencilla.

Nota

Por lo general, el tren delantero es el encargado de esta función, aunque no faltan ejemplos en los que ambos trenes pueden participar en diferentes grados de esta función.

Las ruedas que cumplen está misión se denominan **directrices.** Si, además, el motor les transmite su fuerza son **motrices,** que en el tren delantero es lo más habitual y generalizado en la industria de construcción de automóviles. En este caso, el diferencial es el encargado de suplir las diferencias a la hora de girar, lo que sucede si la fuerza motriz está en el tren trasero. Pues bien, esto se compensa abriéndose más la rueda del interior de la curva que la del exterior.

El conjunto de dispositivos que tienen como misión convertir el giro del volante de la dirección en giro angular de las ruedas constituyen el sistema de dirección del automóvil. Este sistema es uno de los más sofisticados del automóvil y permite que este trace la trayectoria seleccionada de forma óptima y, además, que se realicen las distintas maniobras que su conducción exige, volviendo las ruedas delanteras a su posición central al completar una curva. Por otra parte, otra función de la dirección es no transmitir, o por lo menos minimizar al máximo, las irregularidades de la carretera.

Dada la importancia que el corregir la trayectoria de un vehículo tiene a la hora de evitar un accidente, existen en el mercado automóviles que llevan incluidos dispositivos que controlan la trayectoria de la dirección para corregirla automáticamente.

También es importante el diseño del volante de la dirección, tanto para la seguridad del conductor como para su comodidad. De hecho, la columna de dirección está dividida en varias secciones unidas por juntas cardán, para que estas, en caso de accidente, no impacten en el conductor.

Sabía que...

La dirección asistida no surgió hasta la década de 1920, cuando aparecieron los autobuses y camiones de gran peso. Es al ingeniero Francis Davis a quien se le atribuye el invento de la dirección asistida. Para ello, dejó su empresa y se puso a trabajar en un taller con un fabricante de herramientas.

8.1. Tipos de sistemas de dirección

Básicamente, existen dos tipos de sistema de dirección: sistema de dirección no asistida y sistema de dirección asistida o servodirección.

Sistema de dirección no asistida

Aquella en la que el conductor no recibe ningún tipo de ayuda para girar el volante del vehículo.

Es un sistema que ya no se utiliza, porque el conductor tiene que realizar más esfuerzos para moverla, sobre todo en parado. Circulando es más fácil moverla, porque el giro de las ruedas y el movimiento del vehículo son factores que facilitan el trabajo al conductor.

Sistema de dirección asistida o servodirección

Aquella que dispone de diferentes dispositivos o elementos que facilitan el giro del volante por parte del conductor y, por lo tanto, este puede realizar la tarea de conducir prestando más atención a la circulación. Los sistemas de asistencia pueden ser de varias clases:

- Hidráulico
- Neumático
- Eléctrico

La dirección asistida más extendida es la hidráulica en los automóviles y furgones. En cambio, en los vehículos pesados, también se da el caso de utilizar la neumática, gracias a llevar otros sistemas como los frenos de este tipo.

8.2. Componentes y funcionamiento

En el sistema de dirección, pueden identificarse los siguientes componentes principales:

- **Volante:** permite al conductor orientar las ruedas.
- **Columna de dirección:** transmite el movimiento del volante a la caja de engranajes.
- **Cardán:** permite la rotación en diferentes ángulos de sus ejes y de seguridad.
- **Piñón:** tornillo sin fin que, acoplado a la cremallera, la desplaza.
- **Cremallera:** encargada de mover la dirección, actuando sobre las bieletas o brazos de dirección.
- **Biela o brazo de dirección:** transmite el movimiento a la palanca de ataque.
- **Manguetas:** sujetan la rueda.
- **Rótulas:** sirven para unir varios elementos de la dirección y hacen posible que, aunque estén unidos, se muevan en el sentido conveniente.

Componentes del sistema de dirección

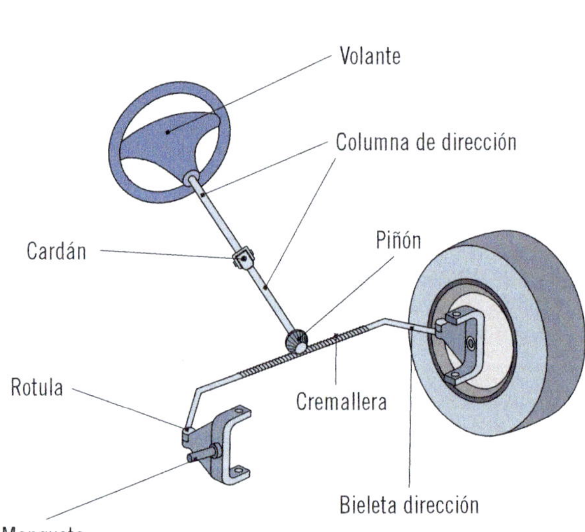

El funcionamiento del sistema de dirección presenta particularidades, según se trate de sistema de dirección por cremallera o por servodirección.

Por cremallera

En este sistema, la columna acaba en un piñón. Al girar, por ser accionado, el volante, hace correr una cremallera dentada unida a la barra de acoplamiento, la cual pone en movimiento todo el sistema.

Por servodirección

Este sistema consiste en un circuito por el que circula aceite impulsado por una bomba. Al accionar el volante, la columna de dirección mueve, solamente, un distribuidor, que por la acción de la bomba envía el aceite a un cilindro que está fijo al bastidor, dentro del cual un pistón se mueve en un sentido o en otro, dependiendo del lado hacia el que se gire el volante. En su movimiento, el pistón arrastra el brazo de dirección, con lo que acciona todo el sistema mecánico. Por tanto, el conductor solo acciona el distribuidor al mover el volante.

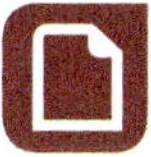

Nota

Existen vehículos pesados que disponen de dos o más ejes en su parte trasera y también los hay con dos en la parte delantera. Para facilitar su conducción, todas las ruedas de los ejes delanteros son direccionales.

Para la conducción fiable y segura de un vehículo, este ha de tener una dirección que reúna las siguientes condiciones:

- **Semireversible:** no debe de volver rápidamente ni ser irreversible. Esto se consigue con el pipo de engranajes.
- **Progresiva:** si se da al volante una vuelta completa, las ruedas girarán más en la segunda media vuelta que en la primera. La progresión constante se conseguirá por el tipo de engranaje y por la inclinación de la barra de acoplamiento.

- **Estable:** una dirección es estable cuando, en condiciones normales, el vehículo marcha recto con el volante suelto. Esto se consigue con las cotas de la dirección.

8.3. Operaciones de mantenimiento preventivo, control de nivel de líquido de dirección

Las tareas a realizar respecto al mantenimiento preventivo son muy sencillas, debiendo realizarse básicamente las siguientes comprobaciones que se describen a continuación.

Control periódico del líquido de dirección

Debe comprobarse que no haya pérdidas en la bomba y en las tuberías. Para comprobar si existen fugas, debe encenderse el motor y girar el volante para ver si por algún latiguillo de la dirección se escapa a presión parte del líquido. En caso de que se compruebe que el nivel del líquido existente es insuficiente, debe reponerse siguiendo las indicaciones del libro de instrucciones y deberá acudirse al servicio técnico.

Comprobación del estado de los neumáticos

Es conveniente revisar la presión de los neumáticos una vez al mes. El equilibrado de las ruedas también debe comprobarse periódicamente por personal especializado, aunque el conductor del vehículo debe prestar atención a si, al conducir, nota que la dirección tiende a irse hacia un lado, ya que podría deberse a un fallo en el equilibrado o a una desigual presión de las ruedas.

Además, el conductor debe comprobar si existen en la cubierta del neumático cortes o abolladuras que pudieran conllevar riesgo de rotura durante la conducción.

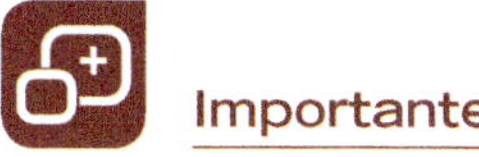

Importante

El dibujo también debe observarse, evitando que su desgaste sobrepase el testigo de aviso que suelen llevar los neumáticos actualmente.

8.4. Resolución de averías más frecuentes y medios empleados

El sistema de dirección puede considerarse como uno de los sistemas más importantes del vehículo. Por lo tanto, las reparaciones y puestas a punto deben realizarse con total seguridad, primando su ejecución por parte de personal técnico especializado.

A continuación, se describen las principales averías que pueden detectarse.

Baja presión de los neumáticos

En este caso, el conductor puede solucionar el problema, reestableciendo la presión necesaria e indicada por el fabricante.

Cambio de ruedas

Este procedimiento se llevará a cabo por parte de profesionales mecánicos, para asegurar un correcto equilibrado.

Nota

En caso de pinchazo, también el conductor puede sustituir la rueda por la de repuesto.

Otras

Hay otras averías que deben revisarse siempre por profesionales que dispongan de los dispositivos de diagnóstico y utillaje adecuado para ello:

- Cambio de medidas de rueda.
- Falta de engrase.
- Muelles de suspensión vencidos, flojos, cedidos, aplastados o cortos.
- Cotas no correctas.
- Holgura de volante.
- Dirección inestable.

Aplicación práctica

Usted está desarrollando su trabajo como técnico de transporte sanitario en la red de transporte colectivo y, durante el servicio de traslado de los diferentes pacientes, se ha dado cuenta de que la dirección de su ambulancia se ha ido endureciendo con el tiempo y le cuesta girar hacia ambos lados. La dirección está bien, sus niveles de hidráulico, componentes y sistemas en general también. Entonces, ¿a qué es debido este endurecimiento?

SOLUCIÓN

Normalmente, este tipo de problemas en la dirección, en los que los componentes están bien y no hay fugas de hidráulico, es debido a la baja presión de los neumáticos. Al tener el nivel de presión por debajo de lo normal, hay una mayor superficie de contacto con el suelo y esto provoca la dureza en la dirección.

9. Sistema de suspensión

La suspensión de un vehículo es el sistema de elementos elásticos que impiden que las irregularidades del pavimento se transmitan a la carrocería. Además, aumentan el confort y constituyen un elemento fundamental de seguridad activa, al mantener siempre apoyadas las ruedas sobre el pavimento.

Este sistema se acopla entre la carrocería o bastidor y los ejes o trenes de las ruedas.

El vehículo sanitario, por tanto, contará con un sistema de suspensión que garantice un transporte cómodo y que no sufra deformaciones permanentes en las más duras condiciones de funcionamiento. La suspensión garantizará la correcta estabilidad tanto en vacío como en carga, permitiendo trazar sin dificultad cualquier curva al menos a la velocidad que en función de su radio establece la ley para este tipo de vehículos sanitarios.

Consejo

Se recomienda el sistema de suspensión de tipo independiente a las cuatro ruedas con barras de torsión, amortiguadores y muelles helicoidales.

En definitiva, la misión del sistema de suspensión tiene tres puntos básicos:

- **Confortabilidad:** proteger a los ocupantes y al vehículo de las irregularidades del pavimento.
- **Maniobrabilidad:** mejorar el funcionamiento de la dirección, permitiendo una buena estabilidad.
- **Seguridad:** contribuir a la seguridad activa del vehículo.

Las características principales que tiene que tener un adecuado sistema de suspensión pueden resumirse en:

- Elasticidad
- Estabilidad
- Antivibraciones
- Antibalanceo
- Durabilidad

En todo el conjunto del vehículo, en referencia al sistema de suspensión, se contemplan tres elementos bien distinguidos, que son:

- **Peso suspendido:** carrocerías, motor, transmisiones, carga y pasajeros.
- **Suspensión o resortes:** muelles helicoidales, amortiguaciones, barras de torsión y ballestas.
- **Peso no suspendido:** bujes, manguetas y ruedas.

Elementos del sistema de suspensión

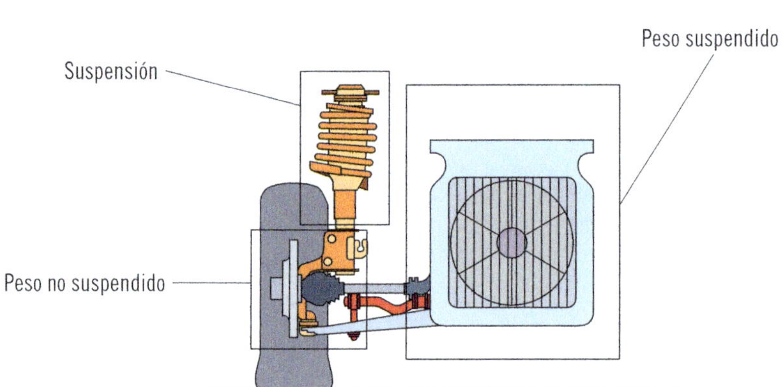

9.1. Tipos

Dependiendo de la configuración que reciban los ejes, el sistema de suspensión de un vehículo puede pertenecer a uno de los tres tipos que existen.

Suspensiones rígidas

En las que la suspensión de una rueda va unida a la otra mediante un eje rígido y no se produce variación en la posición de las mismas.

Nota

El principal inconveniente de este sistema es que se transmiten las vibraciones de una rueda a la otra, además de quedar un mayor peso no suspendido.

Suspensiones semirrígidas

Similares a las suspensiones rígidas, pero es menor el peso no suspendido.

Suspensiones independientes

En esta disposición, las ruedas tienen una suspensión independiente para cada una de ellas. Por lo tanto, no se transmiten las oscilaciones de unas ruedas a otras. Este sistema, además, disminuye el peso no suspendido, consiguiéndose una suspensión más suave y con mayor seguridad.

Existen los siguientes sistemas de suspensión independiente:

- Brazos tirados
- McPherson
- Paralelogramo
- Multibrazo

La suspensión independiente puede ser utilizada en las ruedas delanteras y en las traseras, distinguiéndose, según se trate, los siguientes tipos:

- Suspensión delantera
- Suspensión trasera
- Sistemas conjugados
- Suspensión neumática
- Suspensión hidroneumática

9.2. Componentes del sistema

La suspensión de paralelogramo deformable, junto con la McPherson, es la más utilizada en un gran número de automóviles, tanto para el tren delantero como para el trasero.

Suspensión independiente

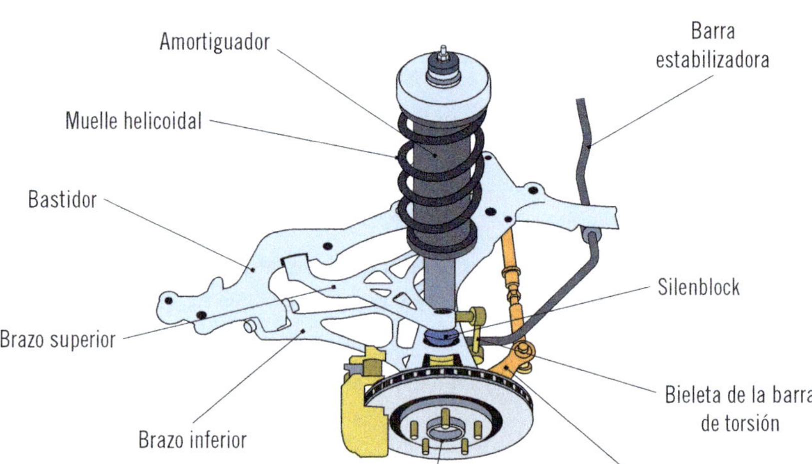

Nota

Esta suspensión también se denomina suspensión por trapecio articulado y suspensión de triángulos superpuestos.

Entre sus componentes, se pueden identificar los siguientes:

- **Amortiguador:** encargado de la amplitud de las oscilaciones de los muelles reguladores.
- **Muelle helicoidal:** sustituyen a las antiguas ballestas. Consisten en un enrollamiento en hélice de acero elástico. Su elasticidad dependen del número de vueltas y de su radio de curvatura.
- **Brazo superior:** elemento de unión con la carrocería.
- **Brazo inferior.**
- **Buje:** elemento que se une con la transmisión.
- **Mangueta:** la barra de cremallera se une a ella para que la dirección pueda gobernar el giro.
- **Bielita de la barra de torsión:** une la barra de torsión con la rueda.
- ***Silenblock:*** evita los ruidos que puedan producir las uniones de los diferentes dispositivos móviles.
- **Barra estabilizadora:** actúa sobre la fuerza centrífuga que inclina la carrocería.

9.3. Funcionamiento

Cuando se habla de suspensión, se trata de un sistema en el cual un objeto se mantiene suspendido en el aire, apoyado o suspendido sobre una unión elástica resorte o suspensión con otro objeto que sirve de apoyo sobre el suelo no suspendido.

Un cuerpo suspendido adquiere movimiento si sobre él se realiza una fuerza. La velocidad que adquiere el cuerpo en un tiempo determinado dependerá de la masa (peso) del cuerpo, requiriendo un mayor esfuerzo poner en movimiento un cuerpo pesado.

Nota

Este fenómeno de oponer resistencia al movimiento de acuerdo a la masa se conoce como inercia, que es la da pie a la posibilidad de elaborar sistemas de suspensión.

En el esquema que continuación se presenta, se muestra un cuerpo pesado suspendido por un elemento elástico (resorte) que se apoya sobre otro cuerpo más ligero. Si se aplicara una fuerza vertical de corta duración al apoyo para levantarlo, tal y como sucede cuando un cuerpo en movimiento encuentra una protuberancia del camino, el apoyo, de poca inercia, reacciona con facilidad y se mueve en dirección vertical, copiando el perfil de la protuberancia.

Inercia

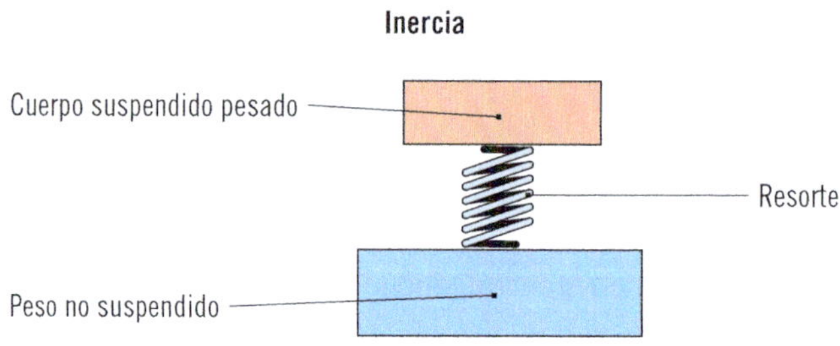

Pero no pasa lo mismo con el cuerpo pesado, ya que este último ofrece una mayor resistencia al movimiento debido a su elevada inercia, por lo que la subida del apoyo se produce principalmente a expensas de la contracción del resorte, reduciendo notablemente el efecto de subida del cuerpo pesado. No obstante, el cuerpo pesado siempre se moverá en algún grado. Este elemental esquema mecánico constituye la esencia de los sistemas de suspensión.

9.4. Operaciones de mantenimiento preventivo

No existe para el sistema de suspensión otro mantenimiento que la revisión de los elementos que lo componen para, cuando llega el momento, proceder a su sustitución.

Importante

Los sistemas de suspensión actuales se fabrican con una resistencia que no se puede comprobar por simple observación, sino que deben ser inspeccionados en un taller mecánico cada 20.000 km, ya que la vida útil de sus componentes ronda entre 60.000 y 80.000 km.

Como síntomas de que algo no va bien en el sistema de suspensión, se debe considerar:

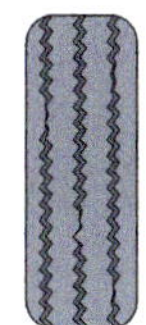

Un desgaste irregular en los neumáticos

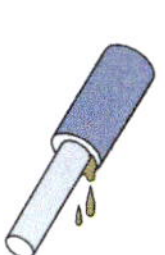

Una pérdida de aceite en los amortiguadores

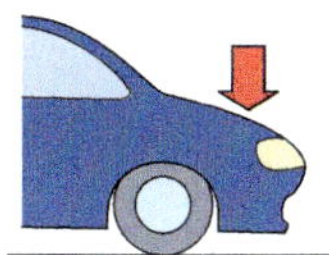

Una excesiva inclinación del morro al frenar

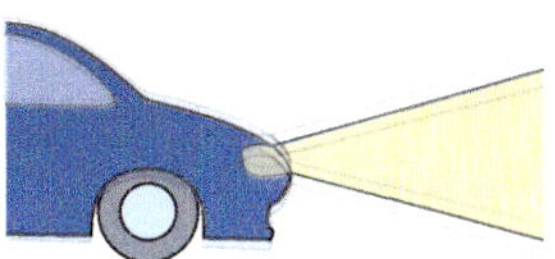

Una vibración exagerada de las luces al circular de noche

9.5. Resolución de averías frecuentes y medios empleados

No es fácil que se produzcan averías en estos órganos si se cuidan debidamente y si el conductor conduce atento a las incidencias e irregularidades de la vía. Aunque las reparaciones pasan la mayor parte de las veces por la sustitución de los componentes averiados, se pueden dar algunas sugerencias de actuación, como la sustitución en las revisiones periódicas de elementos de desgaste con los amortiguadores.

Los componentes básicos del sistema de suspensión son el muelle y el amortiguador. Hay varios tipos, pero en esencia el funcionamiento es similar. Cuando la rueda choca contra una irregularidad del terreno, el muelle se comprime absorbiendo esa irregularidad. Al acabar de comprimirse, el muelle se expande asegurando el contacto del vehículo con el terreno. Cuando se expande del todo, vuelve a comprimirse.

Si el muelle trabajara de forma aislada, iría rebotando hasta disipar toda la energía acumulada, lo que ocasionaría un balanceo excesivo que resultaría muy incómodo para los ocupantes del vehículo. Para acabar con ese rebote del muelle, se utiliza un amortiguador, que es un tubo telescópico que se expande y se comprime a la vez que el muelle. Dentro del amortiguador hay al menos dos cámaras rellenas con un fluido (aceite o gas) y comunicadas por unos pequeños orificios. Con el movimiento del muelle, el fluido pasa de una cámara a otra lentamente, lo que ralentiza el rebote del muelle hasta hacerlo desaparecer.

Normalmente, el desgaste del sistema no viene dado por la rotura de los muelles, que ocurre en pocas ocasiones, sino por el envejecimiento progresivo de los amortiguadores. Cuando los amortiguadores están gastados, el fluido pasa rápidamente de una cámara a otra, el muelle bota y rebota y el vehículo se convierte en una enorme pelota de tenis difícil de mantener en contacto con la vía.

Como el desgaste es progresivo, el conductor se va acostumbrando a la nueva forma de trabajar de su sistema de suspensión, de manera que aparentemente no nota nada.

El grado de desgaste de la suspensión viene dado por el uso que se le dé al sistema. A diferencia de lo que ocurre con otros sistemas del vehículo, en el caso de la suspensión no existe un manejo directo del conductor. No hay un accionamiento como puede pasar con los frenos o la dirección, pero sí hay formas de usarlo que llevan al envejecimiento prematuro de los elementos que componen el sistema.

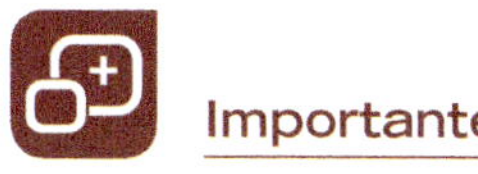

Importante

Pasar por un resalto a gran velocidad o jugar a ir de rally por una carretera llena de baches equivale a machacar los muelles y amortiguadores, con el consiguiente riesgo para la integridad del vehículo y sus ocupantes.

10. Ruedas

Las primeras ruedas neumáticas surgieron al principio del siglo XX y estaban hechas de varias capas de lona impermeabilizadas, en forma tubular montada sobre un aro metálico. Estos primeros neumáticos vinieron a aliviar el problema de la rudeza de la marcha de las ruedas de madera o metálicas en los vehículos de la época, por aquellos caminos irregulares, hasta ese momento usados principalmente por carros de tiro animal.

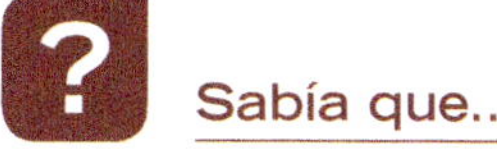

Sabía que...

Los hermanos franceses André y Édouard Michelin tuvieron la idea de utilizar un producto creado por Goodyear, el caucho, como material de unión, relleno e impermeabilización de las capas de lona de los neumáticos. El resultado fue la creación de un neumático duradero que revolucionó el sector automovilístico.

Ante la escasez de látex en Alemania durante la Segunda Guerra Mundial y movidos por las necesidades bélicas, se comenzó en ese país a trabajar en la búsqueda de algún sustituto del caucho natural. De ese proceso, nacieron los cauchos sintéticos, elaborados a partir del isopreno, derivado del petróleo. Estos cauchos, solos o mezclados con el caucho natural, tenían mejores cualidades que las del caucho puro. A partir de entonces, comenzó una interminable carrera de mejoras a los cauchos sintéticos que ha dado como resultado los flamantes neumáticos radiales sin cámara de hoy en día. La rueda es el elemento más genuino y característico de cualquier tipo de vehículo para desplazarse. Y dentro de su evolución, el invento más trascendental ha sido el neumático.

Las funciones de las ruedas de los vehículos son:

- **Sustentación:** soportan el peso del vehículo.
- **Motricidad:** a través de las ruedas motrices, se transmite el movimiento y su reacción genera el desplazamiento del vehículo.
- **Dirección:** gracias a la orientación de las ruedas directrices, se consigue la conducción del vehículo.
- **Confort y estabilidad:** complemento al sistema de suspensión.
- **Frenado:** transmiten los esfuerzos del frenado.

10.1. Clases

Es enorme la diversidad de neumáticos existente, que van desde pequeños tubos llenos de aire en las bicicletas o carretillas de mano hasta verdaderos gigantes en las máquinas de la construcción. Por tal motivo, los neumáticos pueden clasificarse desde muchos puntos de vista. Aquí se va a referir la clasificación de acuerdo a su construcción.

Neumáticos de capas con cuerdas diagonales

La carcasa de este neumático está constituida por telas y cuerdas dispuestas diagonalmente y alternadas, formando ángulos menores de 90° respecto a la línea central de rodamiento.

Neumático de capas con cuerdas diagonales

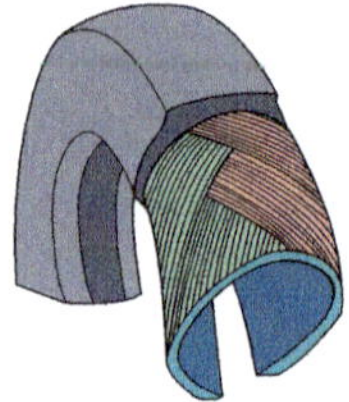

Neumáticos de capas con cuerdas radiales

Su carcasa está constituida por telas de cuerdas dispuestas perpendicularmente respecto de la línea central de la banda de rodamiento. Además, poseen un cinturón circunferencial para dar propiedades de estabilidad.

Neumático de capas con cuerdas diagonales

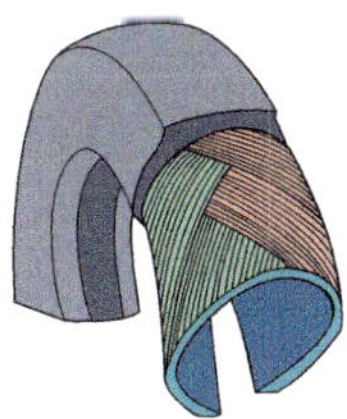

Llantas

De forma general, se suele llamar llanta al componente metálico de la rueda en conjunto.

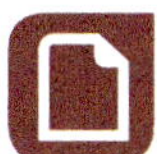

Nota

Casi todas las llantas forman un conjunto inseparable del resto de la parte metálica de la rueda, aunque existen excepciones.

Su clasificación respecto a la construcción puede ser:

- La rueda de disco de acero templado o de palastro, de mayor uso.
- La rueda de aleación ligera.
- La rueda de radios (han dejado de usarse salvo en automóviles muy especiales y caros).

10.2. Componentes

La rueda de los vehículos, en general, tiene dos componentes, una parte metálica, que es la que se une al eje del vehículo, denominada llanta, y otra neumática, denominada cubierta o neumático.

Llanta

La llanta es la parte sobre la que se monta el neumático.

Sus partes son:

- Pestaña
- Talón
- Base
- Agujero válvula

Partes de la llanta

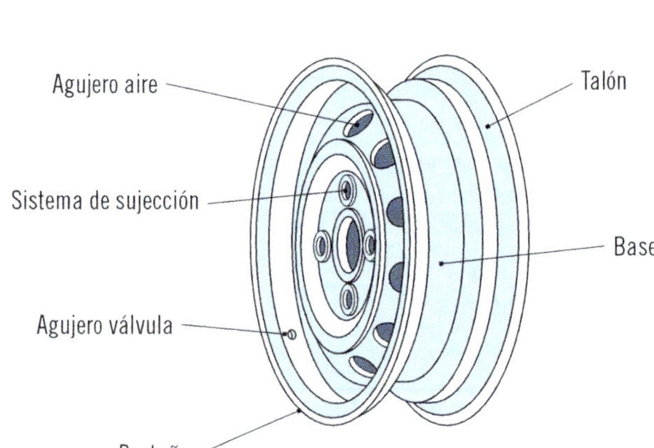

Neumáticos

Exceptuando los de alto empuje, como los de los tractores agrícolas y algunas máquinas de la construcción, así como otros de uso muy especial, todos los neumáticos en la zona semiplana de contacto con el pavimento tienen unos surcos o dibujos de forma más o menos compleja.

Estos surcos tienen la función de permitir la salida del agua, el lodo o la nieve, que tiende a acuñarse debajo del neumático cuando el vehículo rueda en caminos cubiertos por algunos de estos materiales.

Contrariamente a lo que se piensa, estos dibujos no juegan un papel trascendental en la adherencia del neumático en el camino limpio y seco, pero su profundidad es muy importante en caminos mojados o con nieve. Sin ellos, la rueda puede literalmente flotar en la cuña de agua apresada debajo y perder toda la adherencia al camino y con ello la estabilidad.

Este es el motivo por el que las autoridades de muchos países, entre ellos el nuestro, establecen límites mínimos de profundidad de estos surcos a partir de los cuales el neumático no puede seguir circulando.

Entre las partes del neumático, pueden identificarse las siguientes:

Partes de un neumático

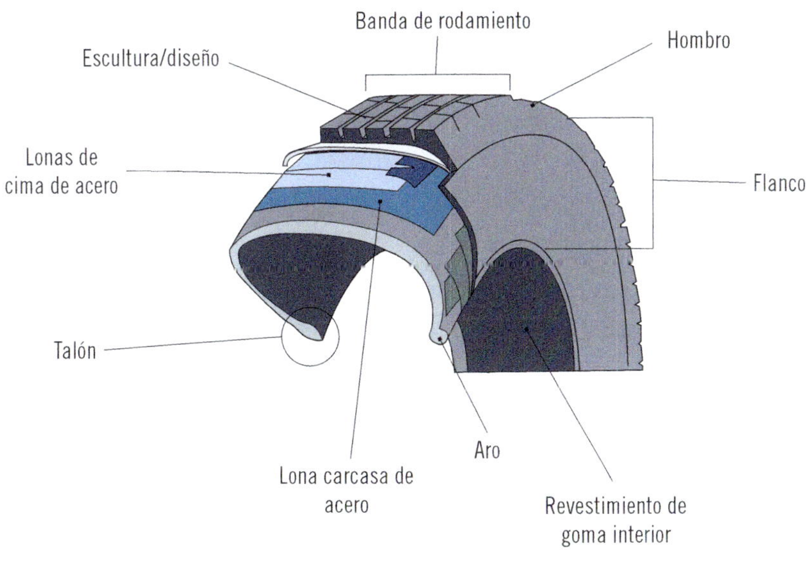

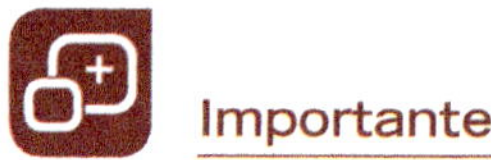

Importante

Un conductor experimentado debe extremar las precauciones para mantener el dibujo del vehículo dentro de los límites permitidos, sustituyendo la rueda cuando no se garantice la seguridad en la conducción con ellos. Muchos accidentes se deben a no respetar este detalle.

No todos los neumáticos son iguales, cada vehículo necesita unos diferentes, dependiendo de sus características y del uso que se le vaya a dar. Por eso, cada neumático tiene en su cara exterior gran cantidad de información sobre sus propiedades. Para detallar esta información, puede observarse la siguiente imagen:

Información del neumático

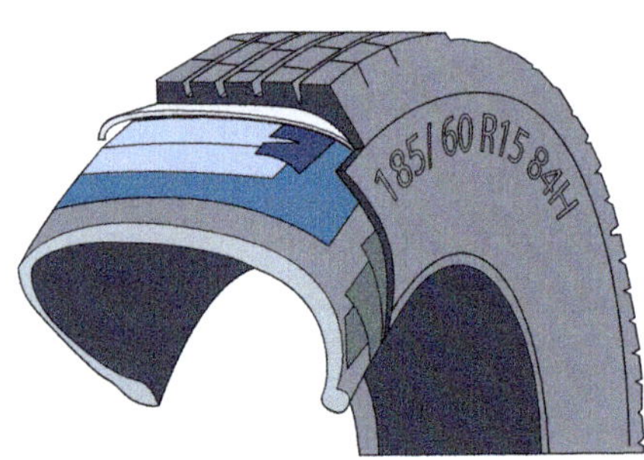

185/60 R15 84H

185	Ancho del neumático	15	Tamaño de la llanta en pulgadas
60	Altura del neumático	84	Índice de carga
R	Modelo del neumático	H	Índice de velocidad

10.3. Operaciones de mantenimiento preventivo y control de desgaste, presión y averías

Debido a la compresibilidad del aire y a la elasticidad del material con que están hechos los neumáticos, el apoyo sobre el camino no es una línea, sino un área. Esta área de contacto se deforma un tanto cuando el automóvil toma una curva, debido al empuje lateral que sufre el vehículo, de forma tal que la dirección en la que tiende a rodar no coincide exactamente con la dirección de marcha del vehículo. Esta tendencia al sobregiro aumenta notablemente en un neumático con baja presión de inflado.

Nota

El conductor notará como si el coche girara más de lo que ha movido el timón, especialmente si las ruedas bajas son las traseras (da la sensación de que el automóvil se bandea de la parte trasera).

Este efecto es peligroso, porque el conductor, para restablecer la dirección, tiene que estar constantemente haciendo ajustes al timón. Si no se tiene cuidado, el efecto de bandeo y las repetidas maniobras del timón pueden llegar a poner el coche en un movimiento en zigzag, con la consecuente pérdida del control. Se produce el mismo efecto cuando un vehículo marcha sobrecargado de las ruedas traseras, debido a la excesiva deformación de la huella del neumático en el camino.

Cuando un neumático se infla en demasía, se pone rígido. Esta dureza hace que, con mayor facilidad, rebote con fuerza en los obstáculos del camino y, durante estos rebotes, el neumático puede perder el contacto con el suelo y con ello la capacidad direccional, si es de las ruedas directrices, o la posibilidad de derrape lateral en las curvas en cualquiera de las ruedas.

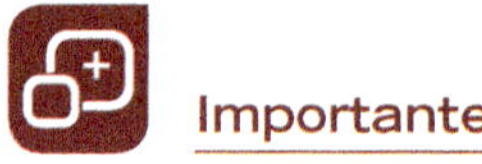

Importante

La combinación de un pavimento irregular, un neumático sobre inflado, alta velocidad y un amortiguador defectuoso es una combinación muy peligrosa.

Cuando la presión es baja, los laterales del neumático se comban en exceso, lo que trae como consecuencia un amasado adicional del material del neumático que puede deteriorarlo en pocos kilómetros por demasiado calentamiento, además de conllevar un excesivo gasto de combustible. También se observa que la banda de rodamiento tiene a encorvarse hacia arriba en el centro, por lo que el contacto del neumático con el camino se reduce a los bordes externos, que se desgastarán rápidamente, reduciendo en mucho la durabilidad.

En el caso contrario, es decir, alta presión de inflado, la sección del neumático tiende a redondearse, por lo que la zona de contacto con el camino se limita al centro de la banda de rodamiento, con el consecuente desgaste prematuro y la pérdida notable de vida útil.

Presión de los neumáticos

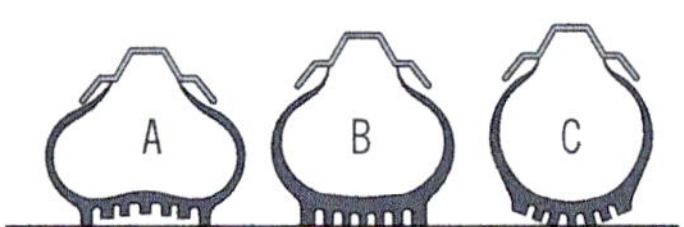

A. Poca presión
B. Presión normal
C. Mucha presión

10.4. Resolución de averías frecuentes y medios empleados

La vida de los neumáticos es limitada, ya que a determinado desgaste no pueden seguir siendo utilizables y será necesario desecharlos. Este desgaste es una parte mínima del neumático comparado con su volumen general, por lo que puede decirse que prácticamente se desecha casi íntegramente desde el punto de vista del material que lo constituye.

Sabía que...

Solo una pequeña parte de este material es reciclable, es decir, se puede aprovechar de nuevo por alguna industria especializada. El resto constituye un problema para los vertederos de basura, debido a dos razones básicas:

- El material de los neumáticos tiene una vida muy larga y su degradación demora decenas o cientos de años.
- Algunos de los productos de la degradación de los neumáticos son nocivos al ambiente.

Si se tiene en cuenta la enorme cantidad de automóviles en uso, la cantidad de neumáticos ya en desuso constituye un problema en la mayor parte de los países, formándose en ocasiones verdaderas montañas de ellos en los vertederos, cuya solución definitiva aún no está resuelta.

Aplicación práctica

Después de realizar un servicio, se dirige a la base para efectuar la revisión, limpieza y desinfección de su ambulancia y su dotación. Al hacer la limpieza exterior, revisar los distintos niveles y efectuar una inspección de los neumáticos de su presión y estado, observa que le han salido unos bultos en el flanco de la rueda trasera derecha. ¿Qué debe hacer con dicho neumático al presentar esta anomalía?

SOLUCIÓN

Debido al sobrecalentamiento del neumático, las lomas interiores del neumático han cedido y hay un escape de aire, aunque este no sale al exterior por el caucho que recubre las lomas. Este fenómeno se denomina vulgarmente "tomate", debido al bulto que sobresale del flanco del neumático, que aparenta la mitad de un tomate.

La reparación de la anomalía consiste en la sustitución del neumático, porque en cualquier momento puede estallar, ya que el caucho solo no es capaz de aguantar las presiones a las que son sometidos los neumáticos.

10.5. Uso de cadenas

La utilización de cadenas para la nieve o hielo en vehículos de emergencia como las ambulancias es de vital importancia, ya que estos son dispositivos mecánicos que permitirán desplazarse por carreteras o vías urbanas afectadas por estos fenómenos.

No solo el disponer de ellas es importante, sino que también es de suma importancia saber colocarlas en las ruedas y eje correctos, siempre atendiendo a las instrucciones de uso y colocación que recomienda el fabricante del dispositivo. Al mismo tiempo, se debe saber qué tipo de transmisión tiene el vehículo de emergencias, porque estas se colocan en un eje u otro dependiendo de si son ruedas motrices y directrices (mismo eje), o si solo son directrices por un eje o motrices por el eje trasero.

Pues bien, atendiendo a estos conceptos de motricidad, que son las ruedas o ejes que dan la fuerza para desplazarse, o directricidad, que son las ruedas o ejes que sirven para dirigir el vehículo, se colocarán las cadenas en un eje o otro o en los dos ejes.

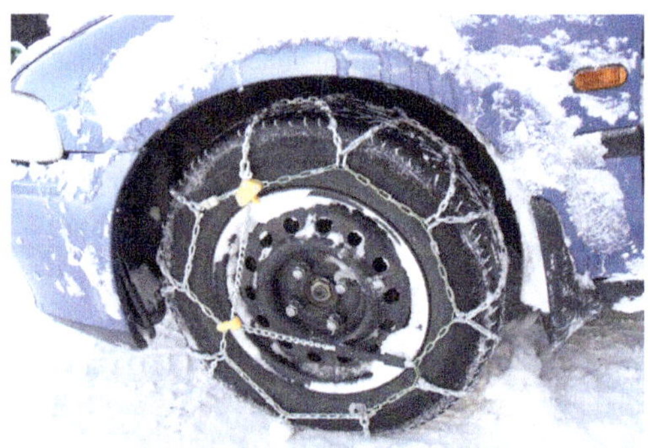

Cadenas

Cuando una ambulancia tiene el eje delantero con motricidad en ese mismo eje, las cadenas deben de ir colocadas en el eje delantero. Todo lo contrario cuando es el eje trasero el que dispone de motricidad: las cadenas deben de ir colocadas en los dos ejes delantero y trasero, para poder tener fuerza de tracción en el eje trasero y dirección en el eje delantero.

Recuerde

El motivo principal del uso de las cadenas es que den suficientemente agarre en las superficies resbaladizas (el hielo y la nieve) como para poder desplazarse (motricidad) y dirigir el vehículo (directricidad) sin problemas.

No está de más añadir que, siempre que se conduzca en situaciones adversas, hay que extremar las medidas de seguridad en cuanto a la circulación. En aspectos como la distancia de seguridad, velocidad, frenada, dirección del vehículo y señalización clara de la presencia etcétera, son estos elementos de la conducción los más afectados.

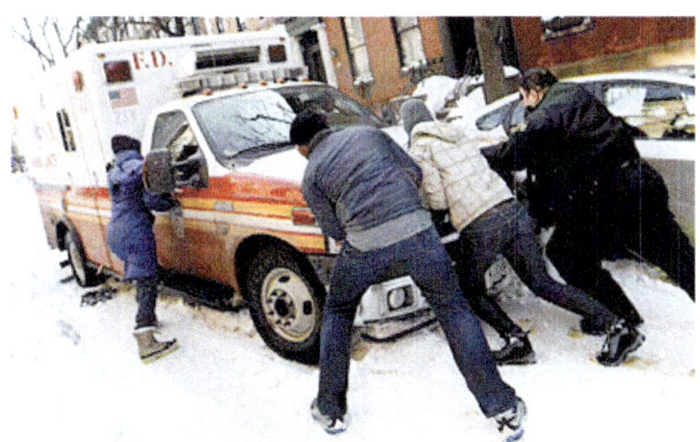

Ambulancia sin cadenas atrapada en la nieve

Importante

Hay que tener en cuenta que unos de los objetivos principales del trabajo de los técnicos de transporte sanitario y emergencias es la seguridad del equipo móvil de urgencias (médico y enfermero), también la de llegar a la emergencia para atender a los accidentados y no añadir víctimas al siniestro.

11. Resumen

En el presente capítulo, se han identificado los principales sistemas de transmisión de fuerzas y trenes de rodaje del vehículo de transporte sanitario. En resumen, se han analizado los siguientes sistemas y componentes:

- Sistemas de transmisión.
- Sistemas de frenos y ralentizadores.
- Sistemas antibloqueo.
- Sistema de embrague.
- Caja de cambios, diferenciales, árboles de transmisión y control de tracción.
- Sistema de dirección.
- Sistema de suspensión.
- Ruedas.

Las operaciones de diagnosis y mantenimiento preventivo pueden evitar la aparición de averías o reducir la importancia de estas.

En este capítulo, se han identificado las averías, aunque, en estos casos, las operaciones de reparación no son tan simples o accesibles, requiriendo en la mayoría de los casos de la intervención de los profesionales de la mecánica y el traslado del vehículo al taller. Pese a esto, el conductor sí puede contribuir a prolongar la vida de los sistemas aquí estudiados, mediante el empleo de una buena conducción, una conducción de calidad.

Ejercicios de repaso y autoevaluación

1. La caja de cambios de selección manual de velocidades forma parte del sistema...

a. ... eléctrico.
b. ... de transmisión.
c. ... de tracción.
d. ... de embrague.

2. De las siguientes afirmaciones, diga cuál es verdadera o falsa.

a. Las ruedas forman parte y participan de las funciones del sistema de suspensión.

☐ Verdadero
☐ Falso

b. Si los vehículos dispusieran de la caja de cambios, podrían circular por las vías sin problemas.

☐ Verdadero
☐ Falso

c. El punto neutral o muerto no se consigue dejando la palanca selectora en el punto donde no engrana con ningún piñón.

☐ Verdadero
☐ Falso

d. La transmisión tiene como principal función la de trasladar el movimiento de la caja de cambios a las ruedas motrices y participar en la desmultiplicación total del giro del motor.

☐ Verdadero
☐ Falso

---

3. Complete las siguientes oraciones:

El control de tracción es un sistema de ________________ automovilística diseñado para prevenir la pérdida de ________________ cuando el conductor se excede en la aceleración del vehículo o cuando realiza un cambio brusco en la dirección.

El conjunto de dispositivos que tienen como misión convertir el giro del ______________ de la dirección que hace el conductor en giro angular de las ruedas, constituyen el sistema de ______________ del automóvil.

4. ¿Qué es la carrocería autoportante?

a. Es una carrocería capaz de realizar la misión de bastidor.
b. La carrocería es el espacio estructural metálico sobre el que se montan los demás órganos del vehículo.
c. Las opciones a y b son correctas.

5. ¿Cuál de estas respuestas no es correcta con respecto a las características del sistema de suspensión?

a. Elasticidad.
b. Estabilidad.
c. Seguridad.
d. Antibalanceo.
e. Durabilidad.

6. El movimiento rotativo del motor es trasladado a la caja de cambios, por medio del...

a. ... cigüeñal.
b. ... embrague.
c. ... pedal de freno.
d. ... acelerador.

7. Complete las siguientes oraciones:

La mayor parte de las averías del embrague se producen por un ____________ de este por parte del conductor.

Para contener la marcha del automóvil se aprovecha, en primer lugar, ____________ que opone el motor cuando es arrastrado desde las ruedas motrices por el impulso del vehículo.

Normalmente, se consideran buenos frenos los que tienen una eficacia del orden del ______________, del cual es difícil pasar.

El desgaste de las zapatas (frenos de las llantas traseras) puede notarse a través del ______________, pues si el recorrido de este es muy bajo, es hora de cambiarlas.

8. De las siguientes afirmaciones, diga cuál es verdadera o falsa.

a. Las pastillas de freno sufren desgaste muy lentamente, se pueden cambiar por periodos largos.

- ☐ Verdadero
- ☐ Falso

b. Evitar el bloqueo de las ruedas de un vehículo es una de las exigencias que presenta mayor complejidad, debido a la diversidad de parámetros que deben considerarse.

- ☐ Verdadero
- ☐ Falso

c. La mordaza de frenos es el soporte de las pastillas y los pistones de freno.

- ☐ Verdadero
- ☐ Falso

d. A doble velocidad del vehículo, doble distancia de frenada.

- ☐ Verdadero
- ☐ Falso

9. ¿Cuáles de las siguientes afirmaciones son correctas?

a. A 50 km/h, con buenos frenos, la distancia de frenada es de 12,5 m.
b. A 60 km/h, con buenos frenos, la distancia de frenada es de 36 m.
c. A 60 km/h, con malos frenos, la distancia de frenada es de 36 m.
d. A 100 km/h, con buenos frenos, la distancia de frenada es de 200 m.

10. Relacione los siguientes conceptos.

a. Fading.
b. Sistema antibloqueo de ruedas.
c. Programa electrónico de estabilidad.
d. Cojinete de empuje.
e. Cilindro maestro.

__ ESP.
__ Sistema antibloqueo.
__ Sistema de embrague.
__ Pérdida de eficacia en frenada en caliente.
__ ABS.

Capítulo 3

Operaciones de diagnosis y mantenimiento preventivo del sistema eléctrico, de sus circuitos y del sistema de comunicaciones del vehículo de transporte sanitario

Contenido

1. Introducción
2. Sistema eléctrico, encendido y puesta en marcha, generador de corriente, alumbrado y componentes eléctricos auxiliares
3. Sistemas de señales luminosas y acústicas. Control de funcionamiento
4. Sistema de climatización
5. Seguridad activa y pasiva
6. Sistema de comunicaciones: fundamentos, función y componentes
7. Resumen

1. Introducción

En un motor de ciclo de cuatro tiempos, después de comprimir la mezcla de gases carburados durante una carrera ascendente del pistón, se hace saltar una chispa en la bujía situada en la cámara de compresión. Su finalidad es provocar la explosión de la mezcla de aire y gasolina con esta chispa eléctrica. Al conjunto de aparatos necesarios para obtener esta chispa y hacerla saltar en el momento adecuado se le llama sistema de encendido.

Los automóviles están provistos, además, de una instalación eléctrica que proporciona energía al equipo eléctrico. Estos servicios de alumbrado, arranque, señalización y complementos eléctricos son conseguidos mediante dicha instalación, que constituye una pequeña fábrica de electricidad.

En la mayoría de los automóviles, también suministra la electricidad que necesita el sistema de encendido para provocar la chispa en las bujías.

La introducción de la electrónica en el equipo eléctrico del automóvil obedece fundamentalmente a la necesidad de dominar y gobernar mejor las corrientes eléctricas o de rectificar la corriente alterna, convirtiéndola en continua para poder cargar la batería.

2. Sistema eléctrico, encendido y puesta en marcha, generador de corriente, alumbrado y componentes eléctricos auxiliares

Es difícil establecer un sistema eléctrico universal, ya que la evolución de este sistema desde sus orígenes ha sido importante. Además, existen grandes diferencias entre las prestaciones que los automóviles pueden presentar en este sentido.

El sistema eléctrico del automóvil comprende el sistema de encendido (en el caso de los motores de gasolina), la batería, el alternador, el motor de arranque, el sistema de alumbrado y otros sistemas auxiliares eléctricos (como pueden ser, por ejemplo, los elevalunas eléctricos).

2.1. Componentes. Elementos eléctricos, electrónicos y circuitos asociados. Funcionamiento

Con el objetivo de poder hacer una descripción más detallada de las diferentes partes que componen el sistema eléctrico de un automóvil, se dividirán estos según las funciones que desempeñan, pudiendo distinguir los siguientes:

- Sistema de generación y almacenamiento.
- Sistema de encendido.
- Sistema de arranque o puesta en marcha.

Sistema de generación y almacenamiento

Este sistema está constituido por el generador, el regulador de voltaje, la batería de los acumuladores y el interruptor de la excitación del generador.

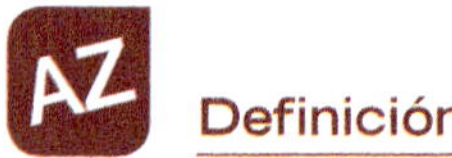

Acumulador
Recipiente lleno de una solución de ácido sulfúrico como electrolito, donde se sumergen dos placas hechas de una malla muy fina de plomo, rellenas, una de óxido de plomo y otra de plomo finamente dividido en forma esponjosa.

A continuación, se representa en la siguiente imagen cómo es el funcionamiento de este sistema. Como se puede observar, la batería del acumulador tiene dos bornes, uno negativo y uno positivo. El borne negativo está conectado a tierra.

Del borne positivo, por su parte, se deriva un cable conductor conectado a la salida del generador. Por este conductor circula la corriente de carga de la batería producida por el generador. De este cable, que conecta el acumulador con el generador, sale otro cable conectado al tablero de instrumentos del vehículo, donde se situará un indicador de la carga de la batería existente.

Del borne positivo del acumulador también se alimenta, a través de un fusible, el interruptor de encendido. Cuando se conecta este interruptor, se pone en marcha el motor del vehículo.

Sistema de generación y almacenamiento

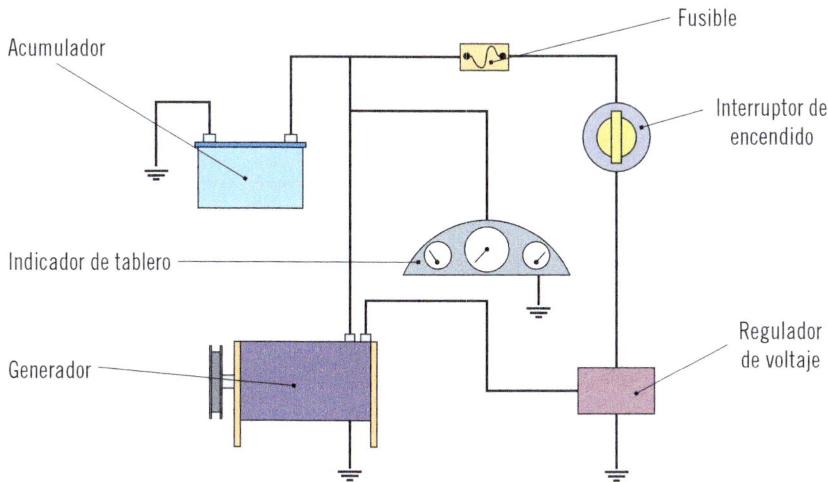

Con este esquema de conexiones, se garantiza que, una vez puesto en marcha el motor, el generador ya tenga la corriente de excitación y comience rápidamente a generar electricidad para restituir el estado de carga completa del acumulador y alimentar al resto de los consumidores.

El generador de corriente es el encargado de producir la electricidad para el consumo del automóvil y para reponer las pérdidas de carga en los acumuladores. Este generador se sitúa como un elemento añadido al motor y es accionado por este a través de correas de goma desde una polea montada en el cigüeñal.

Con la invención y desarrollo de los diodos rectificadores, empezó a utilizarse un generador de corriente alterna para rectificar la corriente de salida, conocido como alternador.

Sabía que...

Hasta principios de los años 60, se usaba un generador de corriente directa conocido como dinamo, que producía directamente corriente para la carga de las baterías de acumuladores.

El alternador es el encargado de generar la energía suficiente para que un vehículo funcione, además de abastecer las reservas de la batería, que facilitarán que el vehículo pueda disponer de energía estando apagado el motor.

El funcionamiento del alternador del automóvil se basa en el principio general de inducción de voltaje en un conductor en movimiento cuando atraviesa un campo magnético, igual que cualquier generador. El alternador genera corriente alterna, que después, por medio de un diodo, se tiene que convertir en corriente directa para poder cargar la batería.

Nota

El alternador es menos pesado que el generador (dinamo), pero su capacidad de carga es superior.

Un alternador consta de dos partes fundamentales:

- El inductor, que es el que crea el campo magnético.
- El inducido, que es el conductor atravesado por las líneas de fuerza de dicho campo magnético.

Sistema de encendido

El sistema de encendido es el sistema independiente capaz de producir el encendido de la mezcla de combustible y aire dentro del cilindro en los motores de gasolina, conocidos también como motores de encendido por chispa.

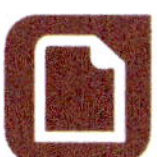

Nota

En estos motores, resulta necesario producir una chispa entre dos electrodos separados en el interior del cilindro en el momento justo y con la potencia necesaria para iniciar la combustión.

En el motor diésel, sin embargo, la propia naturaleza de la formación de la mezcla produce su autoencendido.

En los motores de gasolina, durante la carrera de admisión, la mezcla que ha entrado en el cilindro, bien desde el carburador o bien mediante la inyección de gasolina en el conducto de admisión, se calienta, el combustible se evapora y se mezcla con el aire. Esta mezcla está preparada para el encendido. En ese momento, una chispa producida dentro de la masa de la mezcla hace que comience la combustión. Esta combustión produce un notable incremento de la presión dentro del cilindro que empuja el pistón con fuerza para producir trabajo útil.

A continuación, se ilustra en la siguiente imagen el funcionamiento del sistema de encendido:

Sistema de encendido

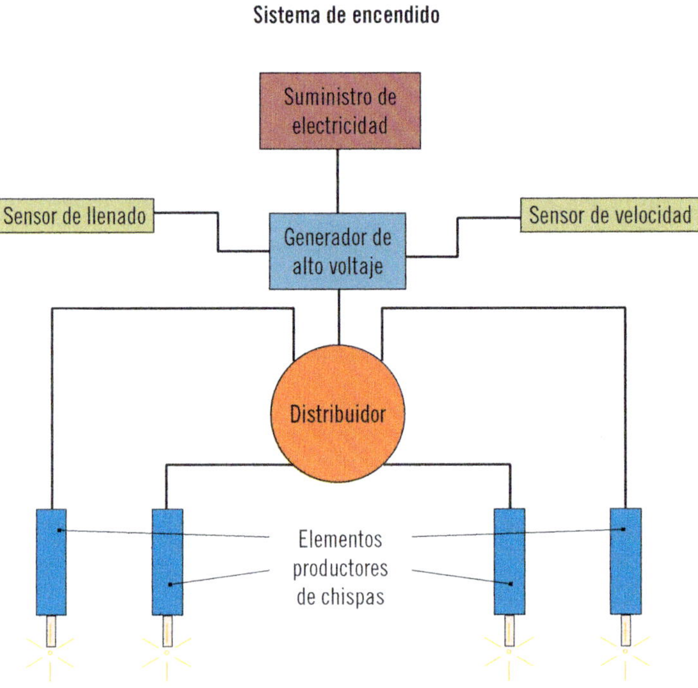

Para su funcionamiento, resulta imprescindible una fuente de suministro de energía eléctrica para abastecer al sistema. Este puede ser una batería de acumuladores o un generador.

También será necesario un elemento que sea capaz de subir el bajo voltaje de la batería a un valor más alto para el salto de la chispa (varios miles de voltios).

Este generador de alto voltaje tendrá en cuenta las señales recibidas de los sensores de llenado del cilindro y de la velocidad de rotación del motor para determinar el momento exacto de la elevación del voltaje. Para la elevación del voltaje, se usa un transformador llamado bobina de encendido, en trabajo conjunto con un generador de pulsos que lo alimenta.

Nota

Será necesario también un dispositivo que distribuya el alto voltaje a las bujías.

Sistema de arranque o puesta en marcha

Para poner en marcha un motor de combustión interna, es preciso hacerlo girar por medio de un dispositivo auxiliar hasta hacerlo alcanzar su ciclo de funcionamiento autónomo, ya que este no puede ponerse en marcha por sí solo, como sí es el caso de los motores eléctricos o de vapor.

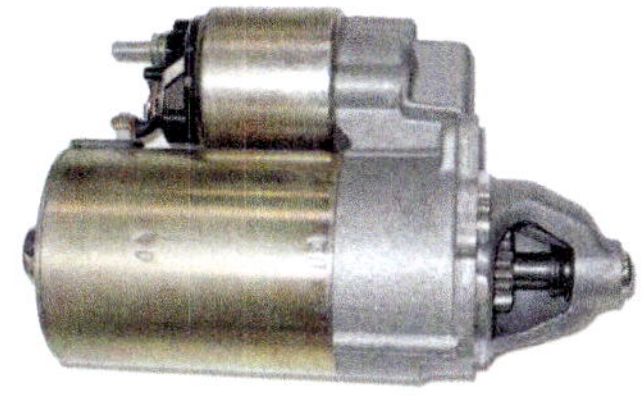

Sistema de arranque

El sistema de arranque está constituido por el motor de arranque, el interruptor, la batería y el cableado.

Esquema del sistema de arranque

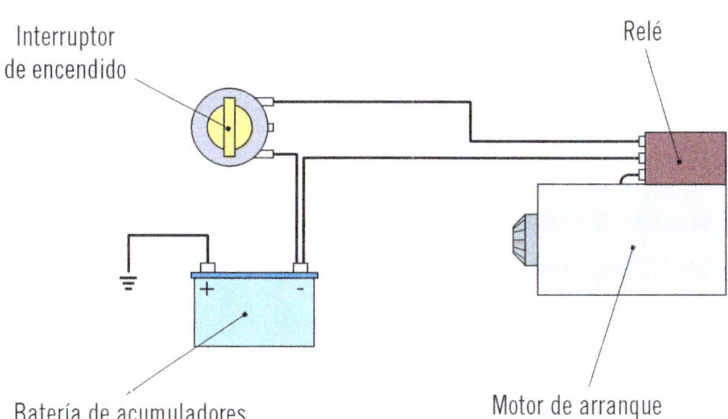

El motor de arranque es activado con la electricidad de la batería cuando se gira la llave de puesta en marcha, cerrando el circuito y haciendo que el motor gire. El motor de arranque está conectado al cigüeñal del motor por un piñón, conocido como piñón bendix, de pocos dientes y con una corona dentada que lleva incorporada al volante de inercia del motor térmico.

Nota

Cuando el volante gira más rápido que el piñón, el bendix se desacopla del motor de arranque, evitando daños por exceso de revoluciones.

A continuación, se describen las partes fundamentales del motor de arranque.

La carcasa

Es el envolvente de todo lo que es el motor de arranque. Es la parte externa del mismo. A ella van sujetos todos los mecanismos del motor de arranque.

La sujeción del motor de arranque en la carcasa del cambio de velocidades se efectúa por medio de tornillos.

Las bobinas inductoras

Van sujetas a la carcasa por medio de tornillos. Las bobinas son unos hilos muy finos, de alrededor de 1 mm, que están enrollados en forma de curva, de acuerdo con la forma de la carcasa. Los hilos son de cobre esmaltado y están totalmente encintados para su protección.

Cuando se conecta la llave de contacto, se da paso a una corriente eléctrica procedente de la batería y que va a las bobinas, creando un flujo magnético.

El inducido o rotor

Es la parte móvil del motor de arranque.

Tiene tres segmentos fundamentales:

- **El bobinado:** tiene cierta cantidad de hilos que van alojados por medio de soldaduras de gran precisión sobre las ranuras.
- **El tambor del inducido:** es el que lleva practicadas las ranuras ya mencionadas anteriormente, que van conectadas en serie.
- **El colector:** es el asiento de las escobillas y recibe la corriente procedente de las bobinas.

El piñón de arranque va unido a un extremo del inducido. Tiene un estriado helicoidal del cual se deslizará el movimiento del accionamiento del arranque. El piñón que se desplaza posee los dientes rectos y debido al roce y resistencia que ofrece el motor, este ha tener menor número de dientes que el volante de inercia para permitir una relación de fuerza adecuada para el motor en funcionamiento sin problema alguno.

La tapa lateral

Es la que va unida al selenoide y a la carcasa y, a su vez, se une a la carcasa del cambio de velocidades.

Tiene por objeto alojar en su interior la horquilla y piñón que desplaza.

Las escobillas

Han de ser de gran resistencia (suelen ser de cobre), porque en el momento del arranque reciben entre 150 y 300 amperios por centímetro cuadrado (A/cm^2) y la presión de estas sobre el colector debe ser de entre 600 y 800 gr/ cm^3.

El selenoide o automático

Es simplemente un electroimán, un áncora y un muelle. Todo este conjunto es el encargado de desplazar la horquilla al piñón.

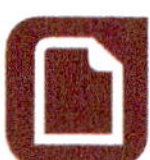

Nota

El motor de arranque recibe corriente eléctrica, consumiendo unos 300 amperios cada vez que se acciona la llave y proporcionando el giro del motor.

2.2. Alumbrado del vehículo

La iluminación eléctrica se basa en la luz que genera el filamento incandescente de una bombilla o lámpara. Este efecto es producido por el calentamiento del filamento, el cual se pone al rojo vivo y luego en blanco y no abandona este estado hasta que no se le corta el suministro eléctrico mediante el interruptor correspondiente. Dependiendo del tipo de bombilla, el rendimiento obtenido puede variar.

Sabía que...

Antiguamente, la duración de las bombillas era bastante limitada, debido a que el calor destruye el filamento, si está en contacto con el aire, ya que se oxida y se funde. Al introducir las ampollas de vidrio al vacío, aumentó considerablemente la duración del filamento, que se amplió aún más con la introducción de las ampollas de gas inerte y, posteriormente, con las lámparas de cristal de cuarzo.

Las lámparas empleadas para el alumbrado se agrupan en dos tipos, que se describen a continuación.

Lámparas convencionales de incandescencia

Su sistema es parecido a las lámparas de uso doméstico. Son pequeñas ampollas de vidrio en las que se ha hecho el vacío, lo que evita el contacto directo con el aire y consigue aumentar su duración. A estas ampollas de vidrio se les ha extraído el aire y se rellenan con un gas inerte (nitrógeno o argón). En su interior se ha colocado el filamento, generalmente a base de tungsteno, con sus extremos unidos al casquillo o culote de la bombilla y aislados el uno del otro. El casquillo de las bombillas se une al portalámparas por un enchufe, en el que hay unos contactos de muelle, para pasar la corriente que llega de la batería al filamento interior de la lámpara.

Lámpara de incandescencia

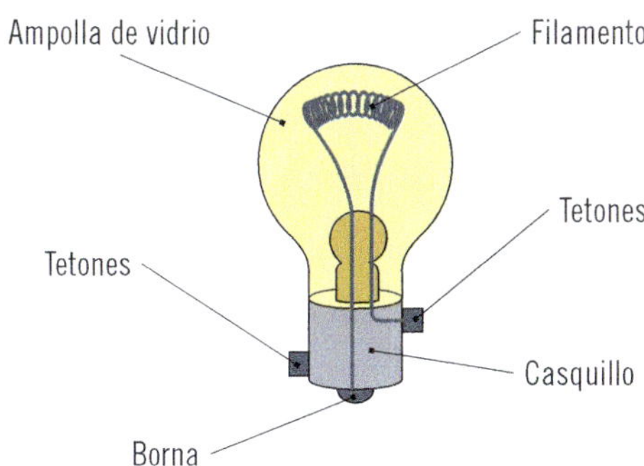

Nota

Las lámparas convencionales de carretera-cruce tienen una potencia próxima a los 45 vatios y disponen de un filamento para carretera y otro para cruce.

Lámparas halógenas

Estas lámparas incorporan un pequeño porcentaje de gas halógeno al gas inerte. Con ello, se evita el ennegrecimiento normal de las lámparas convencionales, aumentando y manteniendo siempre la luminosidad.

En los equipos para el automóvil, el gas halógeno utilizado es el yodo. Utilizando simultáneamente cristal de cuarzo en lugar de vidrio corriente, se pueden alcanzar temperaturas muy superiores a las lámparas convencionales, a la vez que se reduce el tamaño de las ampollas, disminuyendo el peligro de explosión por las propiedades del cuarzo.

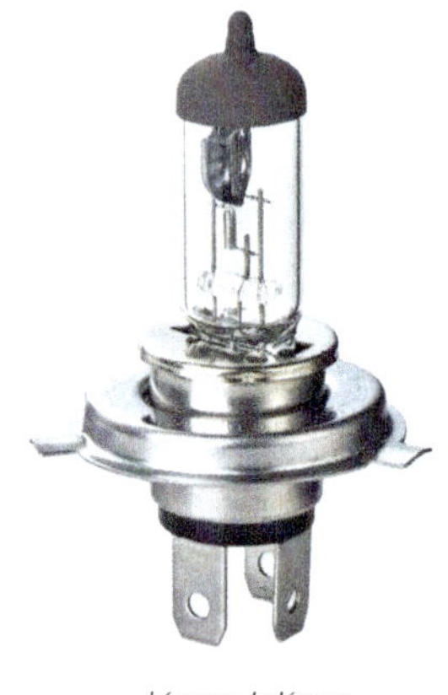

Lámpara halógena

Sabía que...

El cristal de cuarzo de las lámparas halógenas no debe ser tocado con las manos, pues se ennegrece por acción de los ácidos grasos que elimina la piel.

Las lámparas halógenas se denominan por la letra H, seguida de un número.

- Las H-1, H-2 y H-3 son de un filamento:
  - Las H-1 se emplean principalmente para carretera, aunque también pueden serlo para cruce, con pantalla especial para el efecto de cruce.
  - Las H-2 y las H-3 se utilizan para faros supletorios.
- Las H-4 son de dos filamentos, realizando dos funciones, la de cruce y la de carretera.

Nota

Las lámparas H-4 no pueden ser utilizadas en focos convencionales, ya que el deslumbramiento sería excesivo.

Existen lámparas de yodo de un solo filamento, tipo H-1, para ser montadas en los faros antiniebla, caracterizados por los proyectores de los mismos que proporcionan un haz rectangular muy estrecho y, por lo tanto, de luz muy concentrada, que se envía horizontalmente a ras de suelo.

Las lámparas de la matrícula son de un solo filamento y potencia entre 8 y 10 W. Se fijan mediante dos pequeños soportes a unas ranuras del portalámparas, estableciendo masa por contacto entre este y el casquillo.

Las lámparas para frenos o intermitentes son de un tamaño mayor a las anteriores, pero comparten con ellas que son de un solo filamento. Su potencia varía entre los 15 y 21 W, con igual disposición para la llegada de corriente, masa y fijación.

Las lámparas de posición son de dos filamentos de distinta potencia y servicio. La llegada de la corriente se realiza por dos piezas de plomo, llamadas *plots,* y hace masa por contacto de su casquillo con el portalámparas.

Alumbrado general

Los turismos, camiones y autobuses deben llevar el siguiente alumbrado en general. Además de estas, las ambulancias requieren de una iluminación adicional, para las señales luminosas identificativas, que se verán más adelante.

Luz de largo alcance o carretera

En estas lámparas, la luz de cada bombilla, en dos o cuatro focos, es reflejada por el espejo parabólico, constituyendo potentes faros que deben iluminar un espacio de 100 m, como mínimo, por delante del vehículo.

Luz de corto alcance o cruce

Como las luces anteriores deslumbrarían al conductor de otro vehículo que viniera en sentido contrario, se dispone de un segundo alumbrado menos intenso, con el haz desviado e inclinado hacia el suelo, que debe poder iluminar en una distancia de 40 m como mínimo.

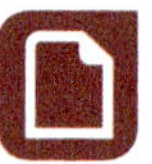

Nota

Lo habitual es que las bombillas lleven un segundo filamento especial para este fin, el filamento para la luz larga de un haz horizontal y el de cruce con una pantalla debajo para que solo salgan los rayos reflejados en la parte alta del espejo y con inclinación hacia el suelo, por estar adelantado el filamento.

Alumbrado de posición

Está compuesto por dos luces blancas delanteras y dos rojas traseras, no deslumbrantes y visibles de noche, en tiempo claro, desde 300 m.

Además, lleva en la parte posterior dos catafaros rojos no triangulares que pueden estar incorporados a los cristales de las luces citadas, visibles de noche desde 150 m cuando se iluminen con la luz intensiva de largo alcance de otro vehículo.

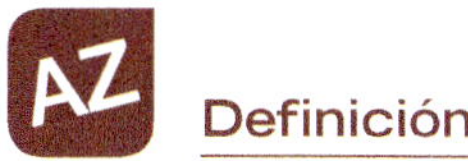

Definición

Catafaros o catadióptricos
Cristales tallados que reflejan vivamente la luz que reciben.

Iluminación de la placa de matrícula

La matrícula debe estar iluminada de forma que pueda leerse desde, al menos, 20 m.

Luz de frenado

Esta luz deberá encenderse al accionar el pedal de freno.

Consta de tres luces rojas en la parte trasera.

Su fuerte destello rojo sirve de aviso para el vehículo que circula detrás.

Las luces de dirección o intermitentes

Sirven para avisar los cambios de dirección o desplazamientos laterales.

Luz de marcha atrás

Permite llevar atrás uno o dos pequeños faros, con luz blanca no deslumbrante, que se encienden con la palanca de cambio al situarse en la posición de marcha atrás.

Luz de gálibo

Es obligatoria para todos los vehículos que tengan una anchura superior a 2,10 m.

Sabía que...

Las luces de gálibo, además de para indicar una anchura superior a lo establecido, también sirven para indicar que un vehículo tiene más de 6 m de longitud total o que su carga sobresale más de 1 m por la parte delantera.

Consta de dos luces blancas por delante y rojas por detrás, que se encienden junto a las luces de posición.

Luces interiores

Son pequeñas bombillas que iluminan el interior del habitáculo, el compartimiento de equipajes, etcétera.

Posición de las luces en el vehículo

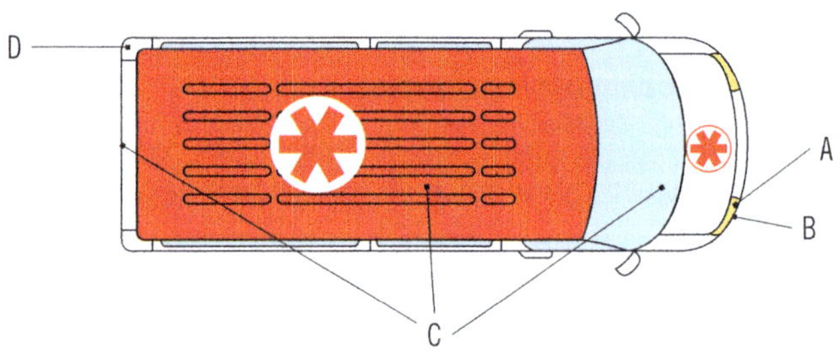

	PROYECTORES PRINCIPALES							
	1 Filamento					2 Filamentos		
A		H1 55 W		H3 55 W		H7 55 W		Fe 45/40 W		H4 60/55 W

Continúa en página siguiente >>

<< Viene de página anterior

B	**PROYECTORES ADICIONALES (Largo alcance / Antiniebla)**					
		H1 55 W		H3 55 W		H7 55 W
C	**GUANTERA, MALETERO, MATRÍCULA**					
		5 W			4 W	
D	**INTERMITENTE, MARCHA ATRÁS, STOP**			**POSICIÓN, STOP**		
		1 Filamento 21 W			2 Filamentos 21/5 W	

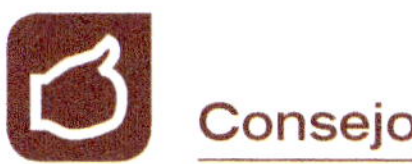

Consejo

Además de la iluminación con la que está equipada el vehículo, se recomienda disponer de un pequeño proyector o linterna, con un cable largo, para poder iluminar la parte del vehículo que se necesite revisar en una reparación nocturna de carretera, especialmente en los cambios de neumáticos.

2.3. Complementos eléctricos auxiliares

La instalación eléctrica del vehículo también provee de electricidad a otros componentes, por ejemplo a los equipos medidores, a los limpiaparabrisas, a las luces interiores y luces del tablero, radio, calefacción, etcétera, y también al encendido.

Para estos servicios, se derivan cables desde el borne del amperímetro. Cuando la corriente del generador es superior a la gastada por los circuitos de utilización y queda remanente, la desvía a la batería, donde se acumula.

De esta saldrá esta energía eléctrica cuando la corriente generada es nula o inferior a la requerida.

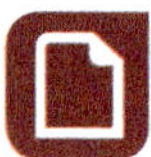

Nota

Esto sucede cuando, por ejemplo, se quiere encender el alumbrado o la radio estando el motor del vehículo apagado.

Medidor de combustible

Por lo general, es un simple indicador de nivel, pues no suele indicar los litros de combustible que quedan en el depósito, sino el estado aproximado de llenado del mismo.

Hay que saber la capacidad total del depósito en litros para calcular lo que queda y lo que puede repostarse.

Manómetro

Es un aparato que sirve para medir la presión de fluidos contenidos en recipientes cerrados. La mayoría de los manómetros miden la diferencia entre la presión del fluido y la presión atmosférica local.

En muchos automóviles, en lugar de manómetro, se usa un dispositivo más sencillo y eficaz, un indicador luminoso que se enciende, casi siempre con luz roja, cuando la presión de engrase es insuficiente.

Termómetro en el bloque motor

Situado bien en la circulación de agua o bien en la de aceite, según la temperatura que se quiera controlar. Se pone una cápsula con alcohol y un gas inerte a presión y, con las variaciones de temperatura, la mezcla se dilata o se contrae.

Amperímetro

El amperímetro que los automóviles llevan en el tablero no es un instrumento de precisión, sino un indicador del sentido de la corriente (carga o descarga) siendo el amperaje marcado en su escala un valor aproximado de la corriente que entra o sale de la batería.

Velocímetro

Sobre una escala graduada, se sitúa una aguja que indica la velocidad a la que circula el vehículo.

Cuentakilómetros

Indica el número de kilómetros recorridos por el vehículo. Los vehículos suelen incorporar dos cuentakilómetros, uno que indica el número total de kilómetros recorridos por el vehículo desde su puesta en circulación y otro que es un cuentakilómetros parcial, que puede ponerse en marcha cuando se desee y reiniciarse las veces que se quiera.

Sabía que...

Si los neumáticos están gastados o con una presión insuficiente, la indicación del cuentakilómetros será superior a la real, ya que funciona con arreglo al número de vueltas de las ruedas y cuanto menor diámetro tengan estas, menor será el camino recorrido por vuelta.

Cuentarrevoluciones electrónico

Aprovecha el hecho de que la frecuencia de las señales eléctricas que aparecen en los bornes de la bobina de encendido es proporcional al régimen de giro del motor térmico. Los impulsos eléctricos tomados en el borne del ruptor excitan a un galvanómetro, cuya escala de lectura está graduada en revoluciones por minuto.

Mando hidráulico de asientos y capotas

En muchos automóviles, se regula la posición del asiento del conductor mediante estos mandos. Además, aquellos vehículos que son descapotables recogen o extienden la capota mediante un servo hidráulico (con líquido como el de los frenos) que se acciona eléctricamente.

Elevalunas eléctrico

La operación de subir o bajar las lunas de las ventanillas se realiza mediante un motor eléctrico. Para ello, es necesario que el motor funcione en las dos direcciones de giro, para lo que basta invertir el sentido de la corriente, acción que se realiza por medio de los inversores (pulsadores).

Limpiaparabrisas eléctrico

Consiste en un pequeño motor que, accionando un pulsador, baja o sube una goma por el cristal de la ventanilla conectada.

Luneta térmica

En tiempo frío, se condensa sobre la cara interior del parabrisas el vapor de agua del aire del interior del vehículo, empañando el cristal, por lo que se hace necesario calentar el cristal mediante una corriente caliente. Para este fin, se instala la luneta térmica, que emplea un sistema eléctrico instalado en un bastidor o marco de goma que se sujeta por la parte interior del cristal. Este bastidor está cruzado por hilos térmicos, por los cuales se hace pasar la corriente de la batería.

Calefacción y ventilación

Gran parte del contenido energético del combustible se pierde en forma de calor durante la combustión. Parte de este sobrante de calor puede utilizarse para calentar el habitáculo. En los automóviles, esto se consigue haciendo pasar el refrigerante del motor por un intercambiador de calor, en el que se calienta el aire procedente del exterior o del interior del vehículo y, posteriormente, el aire caliente se hace pasar por el habitáculo.

Aire acondicionado

Los acondicionadores de aire son instalaciones de refrigeración que completan la calefacción y, junto a esta, climatizan el vehículo. A través del acondicionador de aire instalado en el vehículo, como parte del sistema de calefacción y ventilación, es posible generar en el habitáculo una atmósfera agradable a sus ocupantes, sea cual fuere el tiempo en el exterior.

Bocina o claxon

El tipo de bocina más utilizado es el denominado de "alta frecuencia".

Radio

Existen muchos tipos de radios en los vehículos, en cuanto a bandas de recepción, sistema de sintonización, accesorios de que va dotado, sistema de reproducción musical y otros elementos, pero todas tienen en común que funcionan con la electricidad del vehículo.

Bloqueo electromagnético de puertas

Este componente permite la apertura o cierre simultáneo de las mismas, desde una de las dos cerraduras delanteras o desde el interior del vehículo mediante un contacto.

Nota

El sistema va provisto de elementos de seguridad en caso de avería eléctrica o accidente. En el primer caso, un disyuntor térmico corta el circuito de alimentación y, en el segundo, un contacto de inercia activa el circuito de desbloqueo, si el impacto se produce a una velocidad superior a 15 km/h.

Mando a distancia de las puertas

Constituido por un emisor, que reemplaza a la llave, y un receptor situado en el tablero del vehículo, conectado al sistema de apertura o cierre electromagnético.

2.4. Operaciones de mantenimiento preventivo

Una característica común a todas las averías eléctricas es que es más difícil la diagnosis de la avería que su reparación. La gran mayoría de los componentes eléctricos no son reparables ni ajustables, como ocurre con la mayoría de la electrónica moderna.

Los fabricantes de vehículos modernos construyen para estos cajas que no pueden ser abiertas sin ser destruidas. Hoy día, se incorporan elementos de vida prácticamente ilimitada, sustituyendo a otros que necesitaban un mantenimiento frecuente, siendo por lo general más económico el cambio de algunos elementos que su reparación. Así, cuando el fallo o la avería proviene de uno de los cables o de sus conexiones, el síntoma visible será el fallo del sistema al que pertenezca. Una vez se ha detectado cuál es el cable dudoso, se comprobará su continuidad con un polímetro, así como su aislamiento a masa. Si el cable está en buen estado, la resistencia que lee será prácticamente nula.

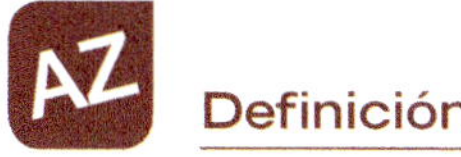

Definición

Polímetro

Aparato que sirve para medir la tensión, la intensidad en corriente continua y alterna y la resistencia.

En cada circuito de los existentes en un sistema eléctrico se intercala siempre un fusible que, con su destrucción, evita averías mayores. Aún así, debe tenerse presente que, cuando un fusible se funde no basta, en general, con cambiarlo, pues la causa de la sobretensión permanece.

Pese a la simpleza del procedimiento anteriormente expuesto, estas reparaciones deberán realizarse por personal especializado, por lo que el conductor solo podrá detectar lo antes posible la avería para acudir con la máxima premura al taller. Allí se realizará la diagnosis de la avería y la reparación, si fuese necesaria.

Control de luces e intermitentes. Montaje, desmontaje y reparación

Las luces son una parte muy importante del vehículo y, si no están en perfecto estado, es casi como si no estuvieran.

Ejemplo

A una velocidad de 90 km/h, un coche recorre 25 metros por segundo. Si las luces no alumbraran de la manera óptima y establecida, podría chocar contra un obstáculo con solo medio segundo de retraso.

Por tanto, es crucial mantener el alumbrado del automóvil a punto, comprobando periódicamente que todas las luces funcionen. Se recomienda cambiar las luces bien cada 2 años, bien cada 50.000 km.

Importante

Cuando se cambien las luces, se hará por parejas, aunque una funcione todavía, para evitar que la intensidad del alumbrado quede descompensada.

La ley establece, como norma general, que deben encenderse las luces entre la puesta y la salida del sol, en condiciones de baja visibilidad (niebla, lluvia o nieve) y en determinadas situaciones (por ejemplo al pasar por un túnel).

Los faros antiniebla (traseros y delanteros) son bastante potentes y solo deben emplearse en condiciones de pésima visión. Deben apagarse cuando la visibilidad mejore y se puedan distinguir con facilidad las luces de posición del vehículo que le precede, ya que ya no serán útiles y, en cambio, pueden resultar muy molestas para los demás conductores, además de disminuir el contraste entre las luces de posición y de frenos.

Un buen haz de luz no depende únicamente de la intensidad o buen estado de la bombilla, sino también de que nada opaco se interponga en su trayectoria, es decir, se debe limpiar la pantalla protectora, pues si está sucia, llena de polvo o barro, se reduce sensiblemente la distancia de alumbrado.

Nota

Si se produce, por algún motivo, la rotura de las pantallas protectoras, se pueden producir condensaciones en el interior del faro y se corre el riesgo de que se funda alguna bombilla, por lo que, en este caso, se cambiará la pantalla.

Hay que revisar el reglaje de los faros para asegurar que la distancia de alumbrado sea la correcta y no se produzcan deslumbramientos al resto de usuarios. La correcta regulación de los faros es fundamental para la conducción segura:

- Si el reglaje de los faros es bajo, hay falta de visibilidad que se acentúa en la frenada, se esfuerza la vista, lo que aumenta la fatiga visual del conductor.
- Si el reglaje de los faros el alto, se deslumbrará a los demás conductores que vengan de frente. Se acentúa con el coche muy cargado.
- Si el reglaje es correcto, se asegura una correcta visión del camino sin deslumbrar a los demás conductores.

Procedimiento de reglaje de las luces de un automóvil

El reglaje de las luces de un automóvil se hará según se establece en las siguientes indicaciones:

1. El automóvil debe estar con los neumáticos correctamente inflados y sin carga adicional, aunque se recomienda que haya una persona sentada en el asiento trasero, además del conductor.
2. Si el automóvil tiene un control interno de altura de los faros, debe ponerse este en la posición normal.
3. Debe buscarse una pared blanca y situar el automóvil a cinco metros de distancia y en perpendicular a la misma.

4. Se debe medir la altura a la que se encuentra cada faro con respecto al suelo y la distancia entre los faros. Con estos datos, se deben dibujar sendas cruces en la pared indicando los centros de cada faro.
5. A continuación, se encenderán las luces de cruce y se ajustará la orientación de los faros con los tornillos de reglaje, que están situados a los lados de los faros (se recomienda consultar el manual del fabricante), hasta que el haz de luz de cada faro impacte en la pared cinco centímetros por debajo de la cruz anteriormente marcada en la pared, en su mismo eje (sin desviaciones).
6. Luego, se encenderán las luces de carretera (las luces largas) y se comprobará que el haz de luz de cada faro impacte exactamente sobre la cruz.

Consejo

Para mejorar el procedimiento, se puede tapar el faro que no se está ajustando.

Este método de reglaje manual es sencillo y práctico, pero aproximado. Para un ajuste más preciso hay que utilizar dispositivos específicos, como los regloscopios que se encuentran en los talleres especializados.

Los intermitentes

Los indicadores de dirección suelen ser de color anaranjado o rojo. La cantidad de indicadores varía según el vehículo. La cantidad mínima son cuatro indicadores (las motocicletas), hasta un máximo de ocho, como en los autobuses. Los automóviles, actualmente, suelen tener seis: dos delante, dos detrás y, adicionalmente, dos más en los laterales, en la parte delantera.

El efecto intermitente se debe normalmente a un relé y a la potencia de las luces. De hecho, en la mayoría de los casos, la potencia de absorción de las luces influye en la velocidad de intermitencia, la cual aumenta si aumenta la potencia.

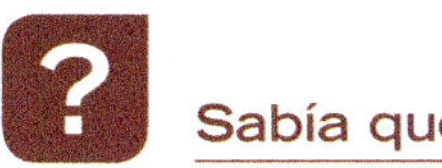

Sabía que...

Los primeros intermitentes surgieron en los años 20, como flechas de una longitud de 20 cm situadas en los laterales de los vehículos. Para activar la flecha, se utilizaba un interruptor que se servía de un electroimán. Con los años, pasaron a ser luminosos, con un contorno metálico y con una bombilla anaranjada en su interior.

En caso de un mal funcionamiento de los intermitentes o en ausencia de ellos (en las bicicletas), se puede indicar un cambio de dirección con ayuda de los brazos, aunque en un automóvil su correcto funcionamiento es obligatorio. De acuerdo con el código de circulación, cualquier cambio de dirección debe ser señalado con los intermitentes y debe hacerse cuando el vehículo aún no ha realizado cambio de dirección alguno y se encuentra en el carril inicial.

Los indicadores o intermitentes tienen una cadencia de alumbrado característico, aunque puede variar de un automóvil a otro. Aún así, cada conductor conoce la cadencia de intermitencia de su vehículo, de tal manera que si esta cadencia aumenta repentinamente es debido a que alguna de las bombillas está fundida.

En cuanto al montaje y desmontaje de las lámparas, debe realizarse, generalmente, en el taller. Los fabricantes suelen sujetar las tapas con tornillos especiales, que solo pueden quitarse con el instrumental adecuado, para que el conductor no sustituya la lámpara. El trabajo no encierra dificultad especial, pero hay que respetar las normas de seguridad y consultar la documentación del fabricante respecto al proceso de desmontaje. Estas normas de seguridad son:

- Debido a que la lámpara de descarga de gas recibe tensiones eléctricas de hasta 30.000 W, es imprescindible extremar las medidas de seguridad.

El faro con cámara de descarga de gas y el bloque de encendido tienen rótulos de aviso a este respecto.

- Debido a la alta potencia luminosa de este tipo de lámparas, se debe evitar la observación directa y frontal del faro.
- Desconectar el borne negativo de la batería antes de proceder al desmontaje o instalación.
- Si el faro de xenón está encendido, no tocar la instalación, la bombilla o el enchufe sin protegerse las manos con guantes.
- No realizar tareas de mantenimiento en el faro de xenón con las manos húmedas.
- Para encender el faro de xenón, la lámpara debe estar instalada en su alojamiento (nunca encender el faro con la lámpara de xenón fuera de este).
- Asegurarse de instalar la lámpara de forma adecuada, si se instala de forma incorrecta, pueden producirse fugas de alta tensión que deteriorarían la lámpara y el enchufe.

Control de la batería

La corriente eléctrica del generador se produce cuando gira arrastrado por el motor térmico del vehículo. Si se girase a bajas revoluciones, no generaría electricidad y no podría hacerse funcionar el arranque eléctrico. Por lo tanto, sería insuficiente para alimentar a los diferentes servicios del sistema eléctrico del vehículo. Esta dificultad se resuelve haciendo que la corriente que produce el generador del motor en marcha deje su energía almacenada en unos recipientes llamados acumuladores. La batería de estos acumuladores constituye el corazón del sistema eléctrico.

La batería de plomo-ácido está constituida por un recipiente que contiene un conjunto de elementos sumergidos en el electrolito (esto es, agua con un 20 % de ácido sulfúrico), que tiene la propiedad de almacenar energía química y devolverla en forma de energía eléctrica.

Nota

Estas baterías son denominadas reversibles, pues una vez transformada la energía química en eléctrica, pueden ser cargadas de nuevo con una corriente continua, haciéndola circular en sentido inverso.

La electricidad se almacena en las celdas de la batería como energía química o electricidad potencial, siendo su capacidad y su tensión los dos factores que la determinan.

Las tres funciones fundamentales de una batería son:

- Entregar energía al motor de arranque y al sistema de encendido para que el motor de explosión pueda ser puesto en marcha.
- Proporcionar la energía extra requerida cuando el consumo eléctrico del vehículo sea superior al que pueda proporcionar su alternador.
- Actuar como estabilizador de voltaje en el sistema eléctrico. La batería reduce momentáneamente altos voltajes que ocurren en el sistema eléctrico de los vehículos.

Para la correcta conservación de las baterías deben cuidarse los siguientes aspectos:

- Deben mantenerse limpias y secas.
- Deben mantenerse bien sujetas en su alojamiento para evitar roturas por el movimiento.
- Evitar cortocircuitos, no poniendo herramientas encima de la tapa, manteniendo los bornes perfectamente limpios y apretados y cuidando del buen aislamiento de toda la instalación eléctrica.
- Si el motor no arranca con facilidad, no descargar la batería inútilmente insistiendo en el uso del arranque eléctrico.

- Mantener limpios los orificios para la salida de gases. No acercarles ninguna llama, ni siquiera un cigarrillo encendido, porque el hidrógeno que se desprende es explosivo al combinarlo con el oxígeno del aire.
- El ácido sulfúrico es altamente corrosivo, destruye la ropa y quema la piel, toda precaución en su manejo es poca. Todo lo que se refiere al electrolito debe realizarse en el taller.
- Los cables de la batería deben quitarse en un orden determinado, primero el terminal que va a masa, sea positivo o negativo, y después el otro.
- Los cables de la batería deben ponerse en un orden determinado, primero el terminal del cable aislado, sea positivo o negativo, y después el de masa.
- Los terminales que estén duros deben quitarse con una herramienta (el extractor), nunca haciendo palanca con un destornillador o semejante, ya que podría romper la tapa. Tampoco deben golpearse para que entren en los bornes.
- Antes de conectar la batería en el vehículo, hay que asegurarse de que polo es el que lleva a masa.
- Para proteger los bornes contra la sulfatación, puede recubrirse por medio de vaselina neutra o engrase corriente.

Consejo

Si la batería está conectada al vehículo y este no se usa en un tiempo prolongado, la batería se descarga paulatinamente y se va deteriorando, por lo que se recomienda dar uso a la misma, encender, dejar varios minutos y luego apagar el vehículo cada cierto tiempo.

2.5. Resolución de averías más frecuentes y medios empleados

A continuación, se presentan las averías más frecuentes y se indican los pasos a seguir para verificar la avería y cuáles son sus posibles causas.

Verificación de la avería	Posibles causas
	Dinamo
Con el motor en marcha y la llave de contacto accionada, la lámpara de control permanece apagada.	La lámpara puede estar defectuosa. Conexiones sueltas o defectuosas. Regulador averiado.
Con el motor en marcha la lámpara de control aparece encendida.	La dinamo no carga, lo cual puede ser debido a encontrarse deteriorada en algunos de sus componentes. Correa rota, que patina. Conexiones sueltas.
	Alternador
Con el motor parado y la llave de contacto accionada, la lámpara de control o testigo de carga permanece apagada.	La lámpara puede estar defectuosa. Conexiones sueltas o defectuosas. Regulador averiado.
Sin accionar el contacto y a motor parado, el testigo de carga permanece encendido.	El diodo positivo del puente rectificador está en cortocircuito.
Con el motor en marcha y el testigo de carga apagado, la batería se calienta en exceso.	El regulador se encuentra defectuoso. Mal aislamiento del rotor o mala conexión del regulador o alternador.
	Batería
Excesivo consumo de agua en un vaso.	Posible fisura en un tabique del recipiente o avería en el elemento de que se trate. Rellenar el vaso. Si prosigue la fuga, llevar al taller o cambiar.
Consumo excesivo de agua en la batería.	Puede producirse por sobrecargas originadas por el regulador, en cuyo caso hay que dirigirse al servicio de electricidad correspondiente. En las baterías normales, se considera normal una pérdida de agua de 20 o 30 cm^3 cada 2.000 km.

Continúa en página siguiente >>

<< Viene de página anterior

Verificación de la avería	Posibles causas
Batería	
La batería, sometida a una insuficiente carga durante largo tiempo, aparte de no suministrar la potencia adecuada, origina la formación de sulfatos, no pudiendo devolver la energía de que disponían inicialmente las placas.	
	Motor de arranque
El motor de arranque permanece inmóvil después de haber accionado el interruptor.	El interruptor de arranque no funciona. Comprobar los cables de corriente, conexiones y contacto. Si el interruptor está averiado, reparar o sustituir. La batería está descargada o averiada, se comprueba encendiendo las luces y observando la intensidad de iluminación al intentar un nuevo arranque. Si casi se apagan los filamentos de las bombillas, la causa es de la batería, si no, deben examinarse los bornes y cables por si están flojos, sucios o hay algún contacto indebido a masa.
El motor de arranque gira pero no engrana con el volante.	El bendix o sistema de acoplamiento funciona mal. Si no hay rotura aparente con seguridad, habrá alguna suciedad en la espiral que impide correr libremente al piñón. Esta parte mecánica debe lavarse cuidadosamente con petróleo y lubricarse con aceite (tipo 3 en 1) o una mezcla a partes iguales de petróleo y aceite del motor. No se debe lubricar con aceite del motor solo, ni con grasa, porque se formaría enseguida un barrillo pegajoso que impediría correr bien al piñón.
El arranque gira pero se cala al engranar con el volante.	Hay una resistencia anormal que impide girar al motor térmico, meter una velocidad, con el encendido cortado y empujar al vehículo. Los segmentos quizás estén pegados. También pudiera ser que la batería esté descargada o con insuficiente carga. Arrancar con otra batería o cargarla.
El motor de arranque sigue girando después de arrancar el motor y al soltar el contacto.	Puede que el interruptor de arranque no desconecte o el interruptor electromagnético se quede pegado.

Aplicación práctica

La unidad de transporte sanitario en la que usted presta su servicio ha acudido a un aviso de accidente de tráfico. Cuando se disponen a trasladar al herido al centro sanitario, comprueba que al intentar arrancar, la ambulancia no responde, no se produce ningún ruido al intentar hacer contacto con la llave y no se enciende ningún indicador en el tablero de instrumento. ¿Qué deberá hacer en este caso? ¿A qué puede deberse la avería?

SOLUCIÓN

Esta avería puede deberse a diferentes causas:

- Avería en el interruptor de arranque.
- Avería en la batería o que esté descargada.

En caso de deberse la avería a un fallo en el interruptor de arranque, este deberá arreglarse o sustituirse, pero para la detección de la avería y para su posterior solución deberá acudirse a un taller mecánico, por lo que el técnico en transporte sanitario deberá antes comprobar si el fallo se encuentra en la batería.

Para ello, se comprobará la carga de la batería, encendiendo las luces y observando la intensidad de iluminación al intentar un nuevo arranque. Si, al intentarlo, casi se apagan los filamentos de las bombillas de las luces, la avería se deberá a que la batería está fallando. Si no se observa este cambio en los filamentos de las luces, deberán comprobarse los bornes y los cables, ya que es posible que estos estén flojos o sucios o que exista algún contacto indebido en la masa.

2.6. Medidas de seguridad y prevención

El sistema eléctrico y sus componentes, por lo general, se considera un sistema prácticamente ajeno a la intervención del conductor, ya que no tiene fallos o averías por una mala conducción o un pobre mantenimiento por parte del conductor, como puede ocurrir con otros sistemas, como el de engrase o el de transmisión (embrague).

En el caso del alternador, las medidas de seguridad y prevención pueden pasar por hacer una medición previa con un multímetro o polímetro para ver si el voltaje es el correcto. Si alguno de los diodos del alternador no se halla en buen estado, es posible que haya alguna fuga de corriente desde la batería hacia el alternador, lo que provoca a largo plazo un deterioro de la placa porta diodos y la descarga de la batería.

En referencia a la batería, si se hace una medición con el polímetro, con el motor parado, puede dar una indicación bastante precisa de su estado.

Tensión de medida	Estado de carga
12,6 a 12,7 W	100 %
12,45 W	75 %
12,30 W	50 %
12,15 W	25 %

Tensiones y porcentajes de carga de la batería

Nota

Con una tensión entre 12,6 y 12,7 W, se puede establecer que la batería está bien cargada y suponer que el sistema de carga funciona correctamente.

Para hacer una medición de la corriente del motor de arranque, se coloca la pinza amperimétrica del polímetro alrededor del cable grueso de alimentación del motor de arranque y se acciona el motor. La corriente de alimentación del motor de arranque aparecerá en el multímetro.

A la hora de usar el polímetro, se deben tener en cuenta las siguientes normas de seguridad:

- Antes de realizar cualquier medida, asegurarse de que las puntas de prueba estén completamente aislados.
- Verificar el correcto funcionamiento del multímetro, así como de sus escalas de medida.
- Para efectuar las medidas de voltaje, colocar el instrumento en paralelo a la fuente de voltaje.
- Para medir valores de resistencia, desconectar toda fuente de voltaje que pueda dañar el instrumento y colocar el instrumento en la escala correspondiente.

En definitiva, las medidas de seguridad y prevención de todo el sistema eléctrico, con sus componentes, que un conductor puede llevar a cabo se limitan a realizar mediciones con el multímetro.

Recuerde

El conductor no puede evitar con su conducción o manejo de su automóvil la mayoría de las averías que puedan surgir en el sistema eléctrico, aunque sí puede contribuir al buen estado del sistema eléctrico, evitando dejarse las luces encendidas cuando esté estacionado el vehículo o accionar la llave de contacto nuevamente una vez arrancado el motor del vehículo.

3. Sistemas de señales luminosas y acústicas. Control de funcionamiento

La ambulancia constituye un vehículo usado para proporcionar cuidados médicos a pacientes que se encuentran lejos de un hospital o bien para transportar al paciente a un centro médico. Para su identificación, dispone de un sistema de señales luminosas y acústicas, regulado en el artículo 68.2 del Reglamento General de Circulación (RGC), que establece:

Tendrán carácter de prioritarios los vehículos de los servicios de policía, extinción de incendios, protección civil y salvamento, y de asistencia sanitaria, pública o privada, que circulen en servicio urgente y cuyos conductores advierten su presencia mediante la utilización simultánea de la señal luminosa, a que se refiere el artículo 173 del RGC, y del apartado emisor de señales acústicas especiales, al que se refieren las normas reguladoras de los vehículos.

Por excepción de lo dispuesto en el párrafo anterior, los conductores de los vehículos prioritarios deberán utilizar las señales luminosas aisladamente cuando la omisión de las señales acústicas especiales no entrañe peligro alguno para los demás usuarios.

En España, desde 2018, las ambulancias y los coches de bomberos integran señales de color azul en sus dispositivos luminosos, reservados anteriormente para los vehículos de los cuerpos de seguridad del estado.

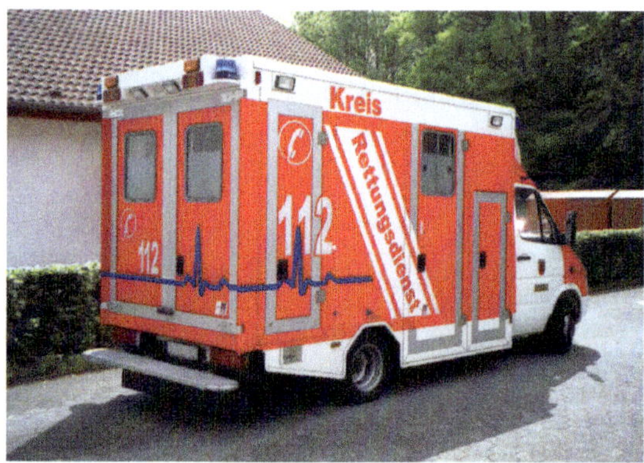

Ambulancia alemana con la señalización en azul

Sabía que...

Las primeras señales acústicas empleadas fueron simples campanas instaladas en la parte superior de las ambulancias.

El dispositivo luminoso denominado ratón o *arrowstick* es un dispositivo luminoso colocado en la parte superior trasera de los vehículos.

Habitualmente, se usa cuando la ambulancia está detenida, para indicar a los demás vehículos que deben desviarse en la dirección que indique.

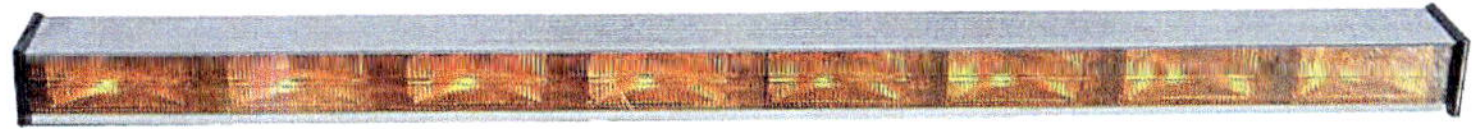

Ratón luminoso

Ejemplo

Cuando una ambulancia se detiene en una carretera para atender un accidente de tráfico y es el primer vehículo prioritario en llegar al lugar, deberá asegurarse la zona del accidente colocando la ambulancia a unos 50 m antes de la zona del siniestro, según el sentido de la marcha, y se pondrá el ratón, indicando a los demás vehículos que se deben desviar a derecha o izquierda, según el lugar del accidente en la calzada.

La utilización de las señales luminosas y acústicas debe adecuarse a las diferentes circunstancias de la conducción, atendiendo a las siguientes recomendaciones:

- Hacer uso de las señales luminosas en todos aquellos casos en que la unidad se encuentre en situación de activación.
- Hacer uso de las señales acústicas en los siguientes casos:
  - Circulación colapsada.
  - Circulación fluida pero densa.
  - Adelantamientos en vías de un solo carril por sentido.

  - Cruces con semáforo en rojo o ámbar, haciendo uso de los mismos, como mínimo 50 m antes de la llegada a la intersección. Se recomienda aminorar la marcha.
  - Cruces sin semáforo, se tenga o no preferencia de paso. También, disminuir la velocidad.
  - Calles o vías con gran afluencia de gente o pasos de peatones.
  - Cuando se realicen invasiones del carril de sentido contrario.
  - En curvas o rasantes con mala o nula visibilidad.
  - Cuando por imperativos de emergencia se realicen maniobras de especial riesgo, como el acceso a una calle por sentido contrario.
  - En todas aquellas situaciones no descritas en las cuales su uso suponga un aumento de la seguridad para los otros ocupantes de la vía pública y para la propia unidad.

- No hacer uso de las señales acústicas en los siguientes casos:

  - Circulación fluida sin densidad de tráfico.
  - Circulación o adelantamientos en vías de más de un carril por sentido, cuando no exista densidad de tráfico.
  - Cruces con semáforo en verde.
  - Cuando en las proximidades del lugar del siniestro las características del mismo lo recomiendan (por ejemplo intento de autolisis o intervención de unidad psiquiátrica).
  - Cercanía a hospitales.
  - En todos aquellos casos no descritos en los que su uso pueda suponer algún perjuicio o causar alteraciones del orden público.
  - Cuando la patología del paciente lo desaconseje.

4. Sistema de climatización

El sistema de climatización, como anteriormente se expuso, permite elevar la temperatura o disminuirla, en función de calor o frío que haya en el interior del vehículo, con el objetivo de mantener una temperatura de confort.

Existen dos tipos de sistemas de climatización:

- Por un lado, los vehículos pueden ir equipados con calefacción y aire acondicionado. Este sistema es el más elemental. Se conecta manualmente y sigue funcionando mientras no se desconecte o se actúe sobre él.
- Por otro lado, existe un sistema más moderno, el climatizador, que permite seleccionar una temperatura y el sistema encenderá o apagará el flujo de aire, manteniendo siempre constante la temperatura deseada.

La mayoría de los nuevos modelos de automóviles incorporan el sistema climatizador, que permite de forma automática regular la temperatura, mediante un procesador que recibe la información de los sensores instalados y evalúa y compara las temperaturas exteriores e interiores. En función de los resultados de esta evaluación, se controlan los caudales del refrigerante del sistema de climatización, adaptando su presión y temperatura para mantener constante el nivel de confort térmico recomendado.

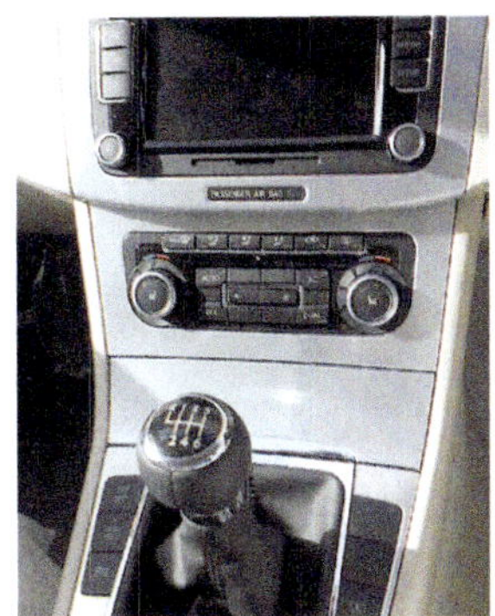

Mandos del climatizador en el frontal del salpicadero

El Real Decreto 836/2012, de 25 de mayo, por el que se establecen las características técnicas, el equipamiento sanitario y la dotación de personal de los vehículos de transporte sanitario por carretera, clasifica los vehículos en no asistenciales (A1 y A2) y asistenciales (B y C), con requisitos específicos según el nivel de atención. Exige equipamiento avanzado, como desfibriladores y monitores cardíacos, y formación específica para el personal (Técnicos en Emergencias Sanitarias para clase B y médicos/enfermeros para clase C). Además, establece plazos para la adaptación de flotas y refuerza la supervisión para garantizar la calidad del servicio.

El sistema de climatización se encuentra físicamente en diversas zonas del vehículo, concretamente en el compartimiento motor, en el frontal del salpicadero y en el interior del salpicadero. Los elementos están conectados por cables, formando dos haces principales que se dirigen del cuadro de mandos al conjunto de distribución de trampillas y de los mandos al compartimiento motor.

Nota

El sistema de climatización es una parte importante de un sistema integrado que proporciona enfriamiento, calentamiento, descongelación, eliminación de neblina, filtrado de aire y control de humedad.

5. Seguridad activa y pasiva

5.1. Seguridad activa

La seguridad activa es el conjunto de todos aquellos elementos que contribuyen a proporcionar una mayor eficacia y estabilidad al vehículo en marcha y, en la medida de lo posible, evitar un accidente. Los elementos que se integran en este sistema son los siguientes.

Sistema de frenado

Su función es fundamental para la seguridad de los ocupantes. Todos los sistemas de frenado actuales cuentan con circuitos independientes que permiten frenar con seguridad en caso de que alguno de ellos falle.

Recuerde

Entre los mejores se encuentra el sistema de frenado antibloqueo o ABS *(Antilock Brake System)*, que reduce la distancia de frenado manteniendo la capacidad de cambiar de dirección para evadir algún obstáculo sin que se bloqueen las ruedas.

Sistema de dirección

Garantiza la correcta maniobra del vehículo. Los sistemas de dirección de los coches actuales se endurecen a altas velocidades para evitar posibles accidentes.

Sistema de suspensión

El automóvil se mantiene estable y absorbe las irregularidades de la carretera. Las barras estabilizadoras conectan las dos ruedan de cada eje y sirven para controlar la inclinación del coche en las curvas, evitando así una salida de la vía.

Neumáticos

El conjunto de los neumáticos y su dibujo deben garantizar tracción adecuada en cualquier clima y condición. Deben estar en las mejores condiciones para obtener la máxima adherencia al suelo.

Iluminación

La iluminación de los vehículos pretende tanto ver bien como ser vistos fácilmente por los demás.

Sistema de control de estabilidad (ESP)

También conocido como antivuelco, es un sistema muy útil en caso de que el conductor pierda el control del vehículo.

5.2. Seguridad pasiva

La seguridad pasiva está constituida por una serie de elementos que reducen al mínimo los daños que se pueden producir cuando el accidente es inevitable. Estos son los siguientes.

Cinturón de seguridad

Imprescindible para cualquier ocupante, básico para la seguridad en caso de impacto. Evita que el ocupante salga despedido del vehículo.

Airbag

Son unas bolsas que, mediante un sistema pirotécnico, se inflan en fracciones de segundos cuando el automóvil choca con un objeto sólido a una velocidad considerable.

Nota

Actualmente existen airbags laterales, frontales, de tipo cortina (para la cabeza) e incluso para las rodillas.

Su objetivo es impedir que los ocupantes se golpeen directamente con alguna parte del vehículo.

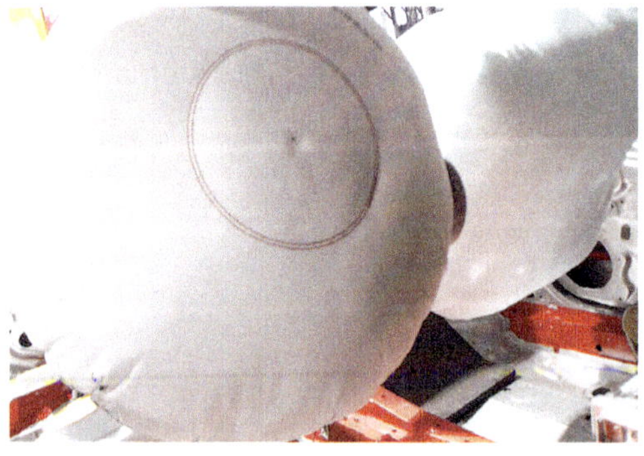

Airbags

Sabía que...

Los airbags salvan la vida a 1.200 personas al año. Los cinturones de seguridad evitan unas 12.000 muertes al año, reduciendo entre un 40 y un 50 % las muertes en carretera.

Chasis y carrocería

En ambos existen zonas que absorben la energía en caso de impacto. Si es un choque frontal, acomoda el motor para que no se introduzca en el habitáculo.

Cristales

El compuesto del cristal del parabrisas está preparado para que, en caso de accidente, no salten trozos de cristal que puedan dañar a los ocupantes.

Las ventanillas laterales son más débiles y se pueden romper más fácilmente, por lo que es la salida más cómoda si, en caso de vuelco, las puertas se quedan bloqueadas.

Reposacabezas

Son los elementos fundamentales en la protección de la persona frente al latigazo cervical, siempre que se ajusten a la altura de la persona que vaya sentada.

La seguridad activa está pensada para garantizar el buen funcionamiento de un vehículo en movimiento y responder a las órdenes del conductor. Precisamente, la pericia al volante y la precaución son las claves para evitar un siniestro, siempre y cuando el vehículo responda a las órdenes del conductor.

Las ambulancias, como vehículos que son, tienen los mismos elementos de seguridad activa y pasiva que los demás automóviles, es decir, no tienen, por el hecho de ser ambulancias, unos elementos de características diferentes a los de los demás vehículos. No obstante y aunque tanto la camilla como todos los asientos están provistos de sus cinturones de seguridad, es muy frecuente que el personal sanitario esté de pie durante el traslado practicándole la atención requerida al paciente, por lo que en esos momentos no están sujetos y debe extremarse la seguridad en estos casos.

6. Sistema de comunicaciones: fundamentos, función y componentes

El fundamento de la comunicación en los vehículos sanitarios es la rapidez y claridad en la emisión y recepción de la señal de comunicación, pues de estas cualidades va a depender la calidad de respuesta del equipo de urgencias y emergencias.

Para que esto sea posible, el usuario debe saber dónde debe mandar la comunicación pertinente en caso de una emergencia, pues es lógico pensar que, por muy buenos sistemas e infraestructura de comunicación que haya, de nada servirían si no se sabe utilizar. Esto se reduce a saber a qué número de teléfono se debe llamar en caso de producirse una situación de emergencia.

La función de una buena comunicación es, por tanto, dar una respuesta rápida y eficaz ante la aparición de una situación de emergencia, para así poder llegar lo antes posible al lugar indicado.

La mala recopilación de datos o datos erróneos en la comunicación puede dar lugar a situaciones de mayor riesgo para las personas afectadas, además del ya existente.

Ejemplo

Si la comunicación se realiza tarde o no es correcta (dirección incorrecta), aumentará el tiempo de respuesta, que en muchos casos puede ser la diferencia entre la vida o la muerte.

6.1. Radiotransmisión

Tanto en las ambulancias asistenciales como en las no asistenciales, es decir, en las ambulancias de urgencias y en las del servicio programado, hay instaladas unas emisoras para estar continuamente en comunicación. En el caso del servicio de urgencias, con la policía (generalmente local) y con el centro coordinador (generalmente 061). En las del servicio programado, con la base de dicho servicio programado.

La función de la emisora de la ambulancia de urgencia es la de estar en constante comunicación, tanto con el 061 como con policía local, para coordinar la asistencia necesaria y urgente ante cualquier situación de emergencia. Mediante esta comunicación, la unidad de urgencias conocerá la ubicación correcta del lugar donde se produzca, así como la situación y número de heridos que haya.

Nota

Además, durante el desplazamiento al lugar indicado, el equipo de urgencias podrá ir adelantándose a la actuación a seguir con el heridos acorde con los datos que reciba del centro coordinador, de la policía o de la Guardia civil.

En las ambulancias programadas, esta función tiene distinto carácter, pues se utiliza, básicamente, para dar los estatus pertinentes de llegada y salida de los hospitales o de los centros concertados de las ambulancias con los pacientes. El conductor también se podrá comunicar con otros compañeros del programado.

En cualquiera de los casos, las emisoras de los vehículos sanitarios son muy prácticas y, a la vez, tienen un manejo bastante simple, al alcance de cualquiera, sobre todo las de programado. En cuanto a su mantenimiento, a veces hay que cambiar algún fusible, pero por lo general, ante cualquier fallo o avería habrá que avisar al técnico correspondiente.

6.2. Telefonía

Todos los conductores de ambulancias llevan un móvil, a través del cual comunican incidencias relacionadas con el servicio que prestan.

En el servicio de urgencias, la emisora, por norma general, solo se comunica con el centro coordinador y con la policía, por lo que, si necesitara hablar con otros estamentos, como Guardia civil, Bomberos o Protección civil, lo haría a través del teléfono móvil.

En algunas zonas, la emisora se puede quedar sin cobertura. Esta es otra ocasión en la que la comunicación se realizará a través del móvil.

En cuanto al servicio de programado, el uso del móvil está más generalizado, pues los conductores lo utilizan para, por ejemplo, llamar a pacientes que tienen una dirección de difícil acceso o que, simplemente, el conductor y su GPS no dan con ella. También utilizan este medio cuando la emisora no tiene cobertura o suficiente alcance con respecto a la base.

Importante

La comunicación por el móvil se realizará, siempre, a través de sistema de manos libres, en caso de que el vehículo se encuentre en movimiento.

6.3. Sistema GPS

Las siglas GPS significan Sistema de Posicionamiento Global, por tanto, es un sistema global de navegación por satélite que permite determinar en todo el mundo la localización de un objeto, una persona o un vehículo.

El sistema global de navegación por satélite está compuesto por:

- Sistema de satélites, formado por 24 unidades con trayectorias sincronizadas para cubrir toda la superficie del globo terrestre. La energía eléctrica que requieren para su funcionamiento la adquieren a partir de dos paneles compuestos de celdas solares adosadas a sus costados.
- Estaciones terrestres, que envían información de control a los satélites para controlar las órbitas y realizar el mantenimiento de toda la constelación.
- Terminales receptores, que indican la posición en la que están, conocidos también como unidades GPS, como las que se pueden adquirir en las tiendas.

Actualmente, son muchas las empresas que se dedican a fabricar *software* sobre gestión y seguimiento de flotas de ambulancias, ofreciendo prestaciones como las siguientes:

- Consulta de posiciones en tiempo real.
- Localización en tiempo real de la flota.
- Todo tipo de informes históricos de operaciones.
- Control de velocidad, consumo, etcétera.

Estas prestaciones también son utilizadas por los hospitales o centros de coordinación, que, de esta manera, también pueden tener acceso a conocer la situación en cualquier momento de cualquier vehículo de la flota.

A través del GPS, se puede saber, en tiempo real, dónde se encuentra un vehículo cualquiera, hacia dónde se dirige, si está parado o no, a qué velocidad circula, etcétera. Todas estas lecturas van a dar a coordinación los datos necesarios para poder optimizar los recursos disponibles.

En el servicio de urgencias, el centro coordinador va a saber en un momento dado si una ambulancia está más o menos cerca del lugar donde se ha producido un accidente de tráfico, así podrá activar una u otra según su posición, con el consiguiente ahorro de tiempo, tan vital en estas situaciones.

Nota

También en una situación de accidente múltiple con bastantes heridos, se tiene una ubicación actual y real de todas las unidades, activando las unidades disponibles más cercanas.

En las ambulancias programadas, las lecturas de los GPS sirven al coordinador para saber dónde se encuentran todos los vehículos del servicio programado, de manera que adecúa y optimiza mejor las llegadas y salidas de los centros sanitarios con los pacientes, intentando que el tiempo de espera de estos sea el menor posible.

La opción de los informes que da el histórico es muy práctica, pues permite conocer la ruta de una ambulancia concreta en una fecha determinada, desvelando su recorrido completo, las paradas y su crono, la velocidad a que circulaba, etcétera.

Además, la utilidad que representa para el conductor a la hora de llegar a un lugar indicado es importantísima, ya que, introduciendo las coordenadas facilitadas o introduciendo los datos de la dirección a la que se dirige, el navegador le indicará al conductor cómo llegar de la forma más rápida, pudiendo incluso recalcular la ruta, en caso de que el conductor voluntaria o involuntariamente no siga estas indicaciones.

7. Resumen

El sistema eléctrico tiene principalmente tres funciones:

- Poner en marcha el vehículo a través del motor de arranque.
- Dotar de energía al sistema de encendido (para que salte la chispa).
- Dotar de energía eléctrica a las luces, bocina y demás accesorios eléctricos.

El sistema de señalización, tanto luminoso como acústico, en una ambulancia, debe tener como misión principal ser visto y oído. La utilización de las señales luminosas y acústicas debe adecuarse a las diferentes circunstancias de la conducción, atendiendo a una serie de recomendaciones que se han analizado en este capítulo.

Actualmente, a través de las nuevas tecnologías GPS, las empresas de ambulancias, así como los hospitales y centros de coordinación, pueden hacer un seguimiento eficaz y en tiempo real de toda una flota de ambulancias, con todas las ventajas que esto conlleva.

El conocer la ubicación exacta de cada vehículo en cualquier momento se traduce en una gestión y optimización de los recursos existentes para un sector tan delicado y exigente de atender como es el de la atención sanitaria y de urgencias a personas enfermas y/o accidentadas.

Ejercicios de repaso y autoevaluación

1. **El sistema de generación y almacenamiento está constituido, además de por el regulador de voltaje, la batería y el interruptor de excitación del generador, por:**

   a. El condensador.
   b. El compresor.
   c. El generador.
   d. El alternador.

2. **Complete las siguientes oraciones:**

   a. Cuando se acciona la llave de contacto en posición de arranque, la corriente llega al ________________ y este, al magnetizarse, atrae al áncora que a la vez presiona el muelle.
   b. La iluminación eléctrica se basa en la luz que genera el filamento incandescente de una bombilla o lámpara. Este efecto es producido por el ______________ , el cual se pone al rojo vivo y luego en blanco y no abandona este estado hasta que no se le corte el suministro eléctrico.
   c. El cristal de cuarzo de las lámparas halógenas no debe ser tocado con las ________________ , pues se ennegrecen por acción de los ______________ que elimina la piel.
   d. La luz de corto alcance o cruce debe poder iluminar a una distancia de ________________ como mínimo.

3. **Indique cuáles de los siguientes elementos pertenecen a la seguridad activa y cuáles a la pasiva.**

   a. Sistema de frenado.
   b. Airbag.
   c. Cinturones de seguridad.
   d. Reposacabezas.
   e. Carrocería y chasis.
   f. Sistema de suspensión.
   g. ABS.
   h. Neumáticos.
   i. Cristales.

4. ¿A qué distancia hay que colocar una ambulancia en un accidente de tráfico para asegurar la zona, si se ha sido el primero en llegar al lugar?

a. 100 m.
b. 80 m.
c. 50 m.
d. 25 m.
e. 15 m.

5. Exponga al menos cuatro casos en los que es recomendable hacer uso de las señales acústicas.

6. De las siguientes afirmaciones, diga cuál es verdadera o falsa.

a. Es recomendable usar las señales acústicas cuando se está cerca del hospital.

☐ Verdadero
☐ Falso

b. Cuando se circula en servicio de urgencias por una calle con gran afluencia de gente o paso de peatones, se pondrán preferentemente las señales luminosas.

☐ Verdadero
☐ Falso

c. El sistema antibloqueo ABS aumenta la distancia de frenado.

☐ Verdadero
☐ Falso

d. El cinturón de seguridad es imprescindible para cualquier ocupante, básico para la seguridad en caso de impacto.

☐ Verdadero
☐ Falso

7. Complete las siguientes oraciones:

a. Los acumuladores consisten en un recipiente lleno de una solución de ____________ como electrolito, donde se sumergen dos placas hechas de una malla muy fina de ____________, rellenas, una de óxido de plomo y otra de plomo finamente dividido en forma esponjosa.
b. El sistema de encendido debe producir en el momento exacto ____________ en cada uno de los ____________.
c. El inducido, o rotor, es la parte móvil del motor de arranque; tiene tres partes fundamentales: ____________, ____________ y ____________.
d. Utilizando simultáneamente cristal de cuarzo en lugar de vidrio convencional, se pueden alcanzar ______________ a las de las lámparas convencionales.

Capítulo 4

Limpieza de material, utensilios e interior del vehículo de transporte sanitario

Contenido

1. Introducción

La preocupación de los técnicos de transporte sanitario a la hora de desarrollar su trabajo no debe basarse solamente en la calidad del servicio asistencial prehospitalario que ejecutan, sino también en la prevención de la contaminación por infecciones nosocomiales.

Los diferentes dispositivos utilizados y sistemas de manejo de la vía aérea, terapias respiratorias, la limpieza y descontaminación de las superficies y equipos de las ambulancias, etcétera, representan sin duda uno de los factores de riesgo en estas contaminaciones, que pueden agravar las enfermedades de los pacientes atendidos en los servicios prehospitalarios que ofrecen las ambulancias. Por eso, es importante seguir los protocolos y sistemas de evaluación de la calidad, que permitan un monitoreo de esta área del trabajo del técnico en transporte sanitario.

La prevención de este riesgo de contaminación depende en gran medida del grado de limpieza y desinfección de los materiales utilizados, así como de la celda o módulo sanitario de la ambulancia donde son atendidos los pacientes.

2. Conceptos básicos de epidemiología

La Organización Mundial de la Salud define como infección nocosomial:

1. *Una infección contraída en el hospital por un paciente internado por una razón distinta de esa infección.*
2. *Una infección que se presenta en un paciente internado en un hospital o en otro establecimiento de atención de salud en quien la infección no se había manifestado ni estaba en período de incubación en el momento del internado.*
3. *Comprende las infecciones contraídas en el hospital, pero manifiestas después del alta hospitalaria y también las infecciones ocupacionales del personal del establecimiento.*

El proceso de limpieza y desinfección de las ambulancias debe estar acompañado de una serie de actuaciones administrativas que las controlen.

Las primeras técnicas de limpieza y desinfección química aplicada a la medicina aparecieron a mediados del siglo XX. Desde entonces, se han ido descubriendo y utilizando nuevas técnicas de desinfección, tanto físicas como químicas, que, sucesivamente, han sido sustituidas por otras más potentes, llegándose en la actualidad a disponer de un arsenal de productos y procedimientos que se pueden aplicar la transporte sanitario en general, tanto al urgente como al colectivo.

La limpieza y la desinfección constituyen, junto con la esterilización, los elementos primarios y más eficaces para romper la cadena epidemiológica de la infección. Parar comprender la relevancia de estos factores en relación con la aparición de la infección nosocomial, es preciso comprender cómo se desarrolla esta y cuáles son sus factores determinantes.

3.1. Elementos de transmisión

Los elementos de transmisión involucrados en la cadena epidemiológica están formados por una serie de elementos, que se estudian a continuación.

Enfermedades transmisibles

Son aquellas en las que existe un agente causal vivo, demostrable, habitualmente único, y que pasan de unos individuos a otros por contagio. Para estudiarlas, hay que considerar el agente causal y la cadena epidemiológica que las caracterizan específicamente.

Sabía que...

La forma más frecuente de transmisión de microorganismos patógenos entre pacientes se produce a través de las manos del personal sanitario (transmisión cruzada).

Cadena epidemiológica

Es el conjunto de elementos que definen una enfermedad transmisible. Está formada por cuatro eslabones, que son los que determinan la transmisión de la enfermedad:

- Reservorio
- Fuente de infección
- Mecanismo de transmisión
- Huésped

Reservorio

Se considera reservorio al ser humano, animal o lugar, en el que el agente causal se reproduce y se perpetúa durante un determinado periodo de tiempo.

Puede considerarse como el hospedador del agente contaminante. En caso de ser una persona o animal, este puede no verse afectado por la enfermedad o permanecer asintomático.

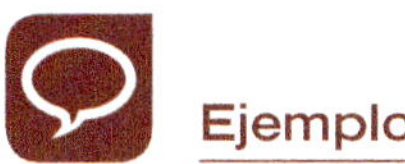

Ejemplo

Son reservorios los murciélagos respecto a la rabia, el suelo respecto al tétanos, etcétera.

Fuente de infección

Es el sujeto animado, humano o animal, desde donde pasa el agente causal de la enfermedad al huésped.

Pueden distinguirse los tipos de fuentes de infección que se describen a continuación.

Fuente de infección humana

El agente causal de la enfermedad pasa de un ser humano a otro. Las vías que las personas utilizan para propagar enfermedades transmisibles son: heces, orina, saliva, manos, sangre, semen y secreciones vaginales.

La persona como fuente de infección puede encontrarse en una de las siguientes situaciones:

- **Enfermo:** también padece la enfermedad que contagia.
- **Portador:** es aquella persona que, sin tener síntomas ni signos de la enfermedad, expulsa el agente causal. Una persona portadora de una enfermedad transmisible puede encontrarse:
  - En periodo de incubación: padecerá la enfermedad más adelante.
  - En periodo de convalecencia: la persona ha padecido la enfermedad de la que está curado clínicamente, sin síntomas, pero continúa eliminando microorganismos patógenos.
  - Como portador sano: no padece ni padecerá nunca la enfermedad.

Nota

Los portadores sanos son peligrosos, porque carecen de síntomas y desconocen su condición de portadores, de manera que no establecerán ningún tipo de medidas de prevención para su transmisión.

Fuente de infección animal

En este caso, los animales transmiten las zoonosis al hombre. Pueden ser animales enfermos o portadores aparentemente sanos. El animal puede propagar la enfermedad al hombre por las siguientes vías: heces, orina, saliva, pelo, contacto físico directo, sangre.

Mecanismo de transmisión

El mecanismo de transmisión es la vía que hace posible que el agente causal de una enfermedad transmisible tome contacto con el huésped o persona susceptible.

Los mecanismos de transmisión dependen de tres factores:

- De la vía de eliminación del microorganismo por la fuente de infección (respiratoria, digestiva, etcétera).
- De la resistencia del agente causal en el medioambiente exterior.
- De la puerta de entrada del microorganismo en el huésped (digestiva, aérea, etcétera).

Existen dos tipos de transmisión: transmisión directa y transmisión indirecta.

Transmisión directa

La enfermedad se transmite directamente de la fuente de infección al huésped. Para ello, debe haber proximidad entre ambos.

Los mecanismos de transmisión directa pueden ser muy variados: mordeduras, contacto cutáneo (las manos contaminadas de portadores tocan a personas sanas o los objetos que estas van a usar), transmisión sexual, materno-fetal, sangre (inoculación directa, jeringuillas, transfusiones), vía aérea (a través de gotitas recién emitidas al hablar, toser o estornudar).

Transmisión indirecta

Entre la fuente de infección y el huésped hay una separación en el tiempo y en el espacio.

Son mecanismos de transmisión indirecta:

- **El agua:** a través del agua contaminada ingerida o acumulada en el riego de las verduras que se consumen crudas, se introducen por vía digestiva en el ser humano o animal que la consume.
- **Los alimentos:** los alimentos pueden contener microorganismos de la infección por contaminación de las personas que los manipulan o por ser alimentos procedentes de animales enfermos.
- **Los fómites:** son objetos que han sido recientemente contaminados, por lo que se convierten en vehículo de microorganismos patógenos. Pueden ser, por ejemplo, la lencería, material de uso habitual, etcétera, infectados por contacto con el enfermo o portador.
- **Aparatos que forman aerosoles:** microgotas que se desprenden de grifos y duchas.
- **Vectores:** se consideran vectores los artrópodos.

Ejemplo

Los mosquitos, que llevan microorganismos en su superficie o en el interior y transmiten la enfermedad a través de su picadura.

Huésped o persona susceptible

Es la persona que contrae la enfermedad transmisible. La susceptibilidad de contraer la enfermedad transmisible es muy variable y depende de muchos factores:

- La edad: los niños y ancianos son más susceptibles que los adultos.
- Factores de exposición: trabajo, hábitos, etcétera.

- Enfermedades concomitantes, que pueden debilitar las defensas.
- Puerta de entrada de microorganismos patógenos.

Agente causal

El agente causal es un organismo vivo, capaz de multiplicarse. Los microorganismos, con vida propia y capacidad para reproducirse y provocar alteraciones en el organismo humano, tienen un tamaño microscópico. Se encuentran en cualquier parte del organismo y en el medioambiente.

Algunos tipos de agentes causales de estas infecciones son:

- Esporas
- Bacterias
- Virus
- Hongos
- Parásitos

3.2. Prevención de enfermedades transmisibles

Para prevenir la transmisión de estas enfermedades, debe actuarse frente a los eslabones de la cadena epidemiológica y frente al agente causal de la enfermedad.

Nota

Respecto a la actuación sobre el agente causal, es importante prestar una especial atención, con el objetivo de descubrirlo precozmente y poder eliminarlo de la fuente de infección (diagnóstico precoz).

Para actuar sobre la fuente de infección pueden utilizarse los siguientes métodos:

- Tratamiento de enfermos y portadores.
- Ficha y encuesta epidemiológica: se utilizan para contabilizar los casos de enfermos e incluyen todos los datos para localizar los mecanismos de transmisión y la fuente de infección. Existen estos datos de la mayoría de las enfermedades transmisibles.
- Aislamiento o cuarentena del enfermo.
- Desinfección: destrucción del agente causal eliminado por el enfermo.
- Educación sanitaria: divulgación a la población general y, especialmente, a la población en riesgo de conocimientos higiénicos adecuados que minimicen el contagio.

La actuación sobre los mecanismos de transmisión consiste básicamente en emplear adecuadas medidas de saneamiento, como son la desinfección, desinsectación, fumigación y desratización.

Sobre el huésped o persona susceptible de serlo también puede actuarse, realizando la profilaxis específica, que puede desarrollarse bajo dos formas: quimioprofilaxis e inmunización.

Quimioprofilaxis

Administración de sustancias químicas para evitar la enfermedad.

La quimioprofilaxis puede ser administrada antes, durante o inmediatamente después de que el sujeto haya estado expuesto al patógeno potencialmente infeccioso.

Inmunización

La inmunidad es la capacidad que adquiere el organismo para defenderse cuando es invadido por una determinada sustancia de carácter antigénico o agente infeccioso. El organismo responde fabricando anticuerpos frente a estos antígenos extraños a él.

Tipos de inmunización

Inmunización activa o vacunación

Consiste en la administración de un antígeno al que la persona responde elaborando anticuerpos.

Un antígeno es una sustancia extraña a la que la persona responde desarrollando inmunidad.

Por su parte, un anticuerpo es una sustancia de la sangre y otros líquidos orgánicos que aparecen tras la introducción de un antígeno.

Los anticuerpos actúan sobre los antígenos destruyéndolos, neutralizándolos o precipitándolos, y así se produce la inmunidad. Una vacuna es un preparado de antígenos iguales o similares a los de los agentes infecciosos, pero que han perdido su poder patógeno, mientras que conservan la capacidad de producir una reacción inmunitaria en el organismo.

Dentro de las vacunas, pueden identificarse dos tipos:

- **Vivas atenuadas:** formadas por gérmenes vivos, pero atenuados, es decir, que no pueden causar enfermedad, pero sí respuesta inmunitaria. Proporcionan una inmunidad intensa y de larga duración.
- **Muertas o inactivas:** formadas por el germen muerto o inactivado.

Inmunización pasiva

Consiste en la administración directa de anticuerpos que han sido formados en otro organismo.

Son gammaglobulinas que se administran por vía parenteral (intravenosa). Proporcionan inmunidad temporal.

3.3. Higiene de manos como medida preventiva de transmisión de enfermedades

La higiene de manos es una medida básica de protección del personal sanitario y un paso fundamental en la prevención de la transmisión de enfermedades, ya que rompe la cadena epidemiológica.

La higiene de las manos del personal sanitario se basa en dos medidas fundamentales:

- Uso de guantes.
- Limpieza de las manos.

Uso de guantes

El uso de guantes protege al técnico sanitario y con su posterior desecho y sustitución por otros se garantiza que los microorganismos no pasan de un paciente a otro.

Importante

Además, también deben sustituirse los guantes si se examinan zonas afectadas y zonas no afectadas del mismo paciente, para evitar que se contagie de una zona a otra.

Para evitar que, al quitarse los guantes, se contamine el técnico sanitario, este proceso debe realizarse siguiendo los pasos que a continuación se relacionan:

1. Con la punta de los dedos índice y pulgar de una mano, tirar del guante de la mano contraria, dándole la vuelta al guante (fig. 1).
2. Con el dedo índice de la mano a la que ya se le ha quitado el guante, se tirará cuidadosamente del guante de la mano contraria, volviéndolo del revés, igual que con el anterior (fig. 2).

3. Se desecharán los guantes del revés, intentando mantener el mínimo de contacto con ellos (fig. 3).

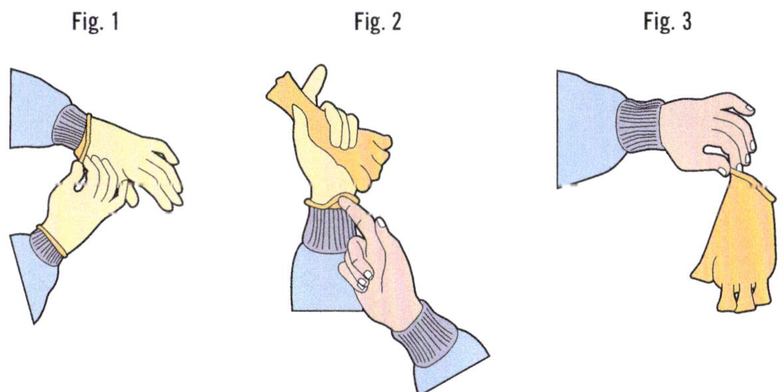

Higiene de manos

Para evitar la transmisión de microorganismos entre pacientes, debe utilizarse de manera adecuada un producto que elimine la flora transitoria, es decir, una descontaminación de las manos y las superficies. Por tanto, el clásico concepto lavado de manos y limpieza de superficie se amplía y complementa al considerarlo como descontaminación de manos y descontaminación y limpieza de superficies.

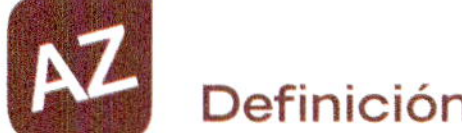

Definición

Flora transitoria
Microorganismos que se adquieren tras el contacto con un medio contaminado y que contaminan las manos de manera transitoria.

El lavado de manos puede hacerse con agua y jabón, o bien sin necesidad de agua, con una solución alcohólica.

Según la OMS el tiempo necesario para realizar un lavado de manos efectivo debería estar entre los 40 y los 60 segundos cuando se trata de lavado con agua y jabón, y en el caso de uso de geles o soluciones hidroalcohólicas, el tiempo necesario sería de entre 20 y 30 segundos.

A continuación, se establecen los principales pasos a seguir en cada procedimiento.

Lavado de manos con solución alcohólica

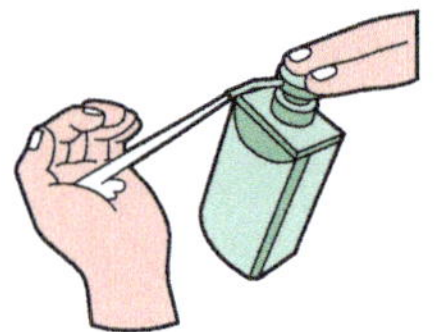

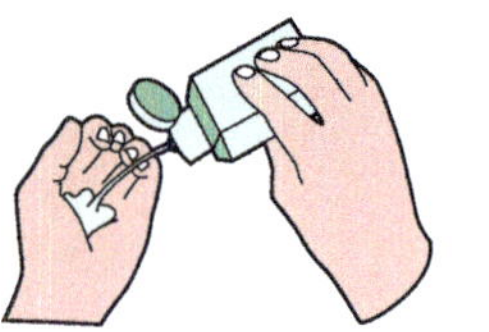

Aplíquese un pequeña cantidad de solución alcohólica en una de las manos.

Frótese las manos palma contra palma

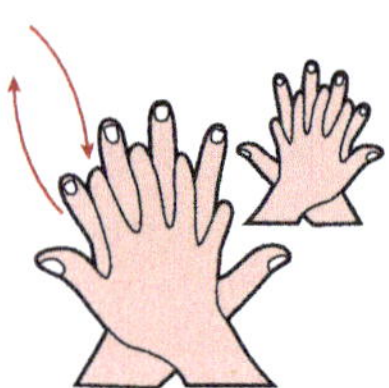

La palma derecha sobre el dorso de la palma izquierda, con los dedos entrelazados y viceversa

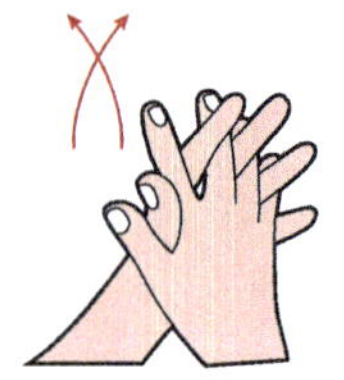

Palma contra palma con los dedos entrelazados

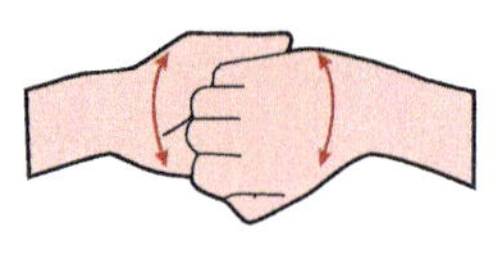

El dorso contra la palma opuesta con los dedos estrechamente trabados

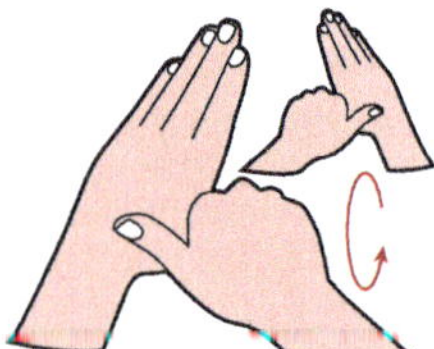

Fricción rotatoria del pulgar izquierdo con la mano derecha y viceversa

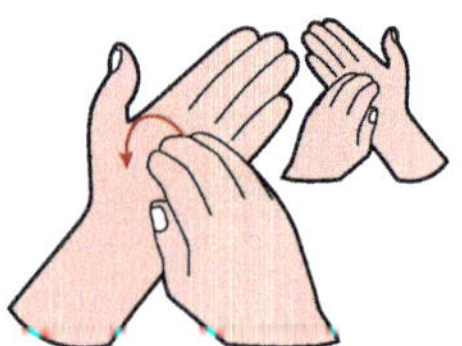

Apretando bien los dedos de la mano derecha en la palma izquierda y viceversa

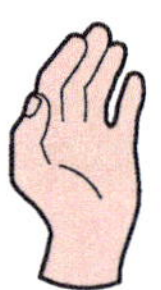

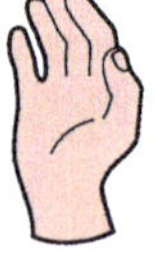

Una vez secas, sus manos son seguras

Lavado de manos con agua y jabón

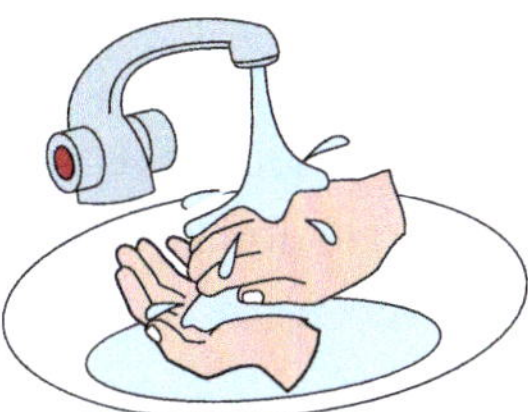

Mójese las manos con agua

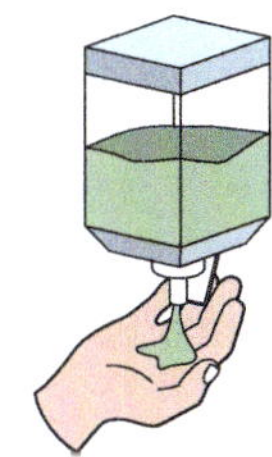

Aplique suficiente jabón para cubrir toda la superficie de la mano

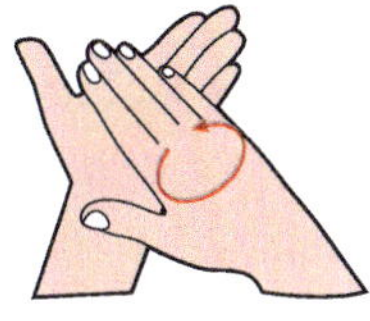

Frótese las manos palma contra palma

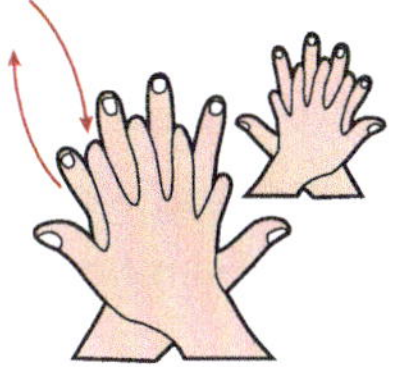

La palma derecha sobre el dorso de la palma izquierda, con los dedos entrelazados y viceversa

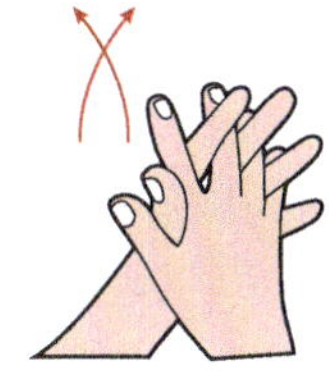

Palma contra palma con los dedos entrelazados

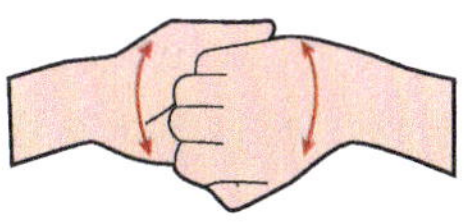

El dorso contra la palma opuesta con los dedos estrechamente trabados

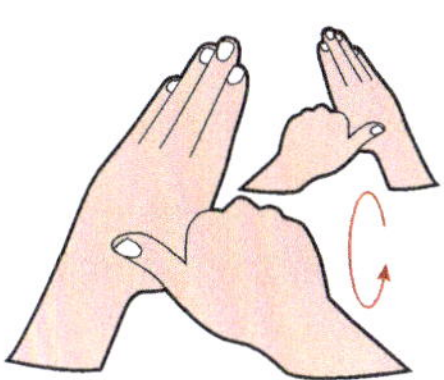

Fricción rotatoria del pulgar izquierdo con la mano derecha y viceversa

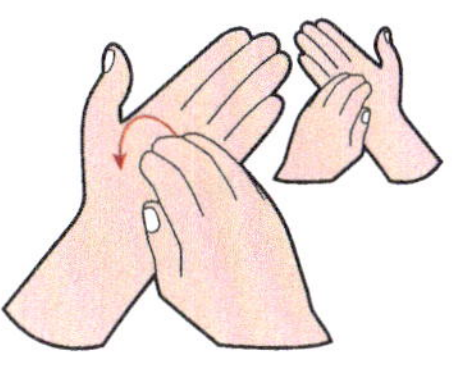

Apretando bien los dedos de la mano derecha en la palma izquierda y viceversa

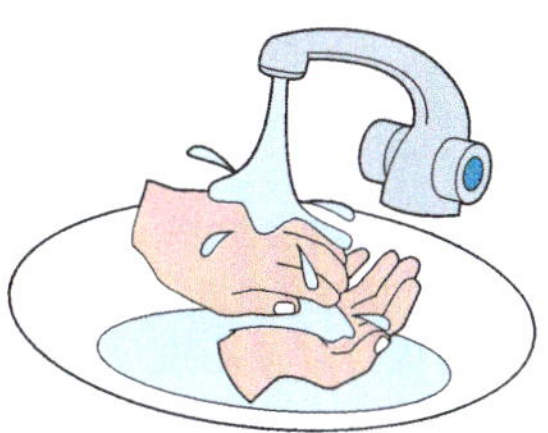

Aclárese las manos con agua

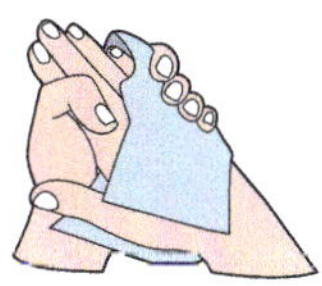

Séquese las manos a fondo con una toalla desechable

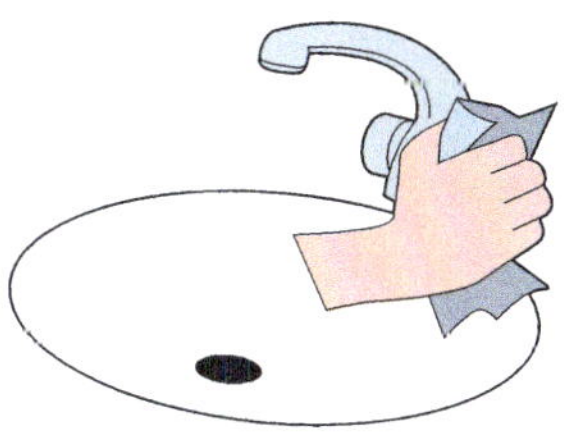

Use la toalla para cerrar el grifo

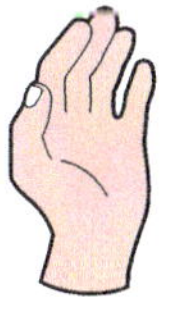
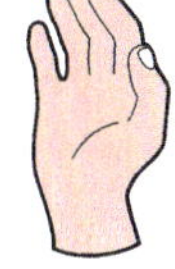

Ahora sus manos son seguras

4. Principios básicos aplicables a la limpieza y desinfección del material sanitario

La limpieza, la desinfección y la esterilización son las herramientas para controlar los factores relacionados con el medioambiente hospitalario y prehospitalario, por lo que resulta necesario conocer cómo se interrelacionan con la presencia de la infecciones nosocomiales y la cadena epidemiológica.

Durante la asistencia sanitaria, el material puede ensuciarse, bien por fluidos corporales o bien por otras sustancias inorgánicas resultantes de la intervención. La importancia de la limpieza, desinfección y eliminación del material que se ha manchado o usado durante el traslado o asistencia al paciente constituye una parte crucial de las labores del técnico de transporte sanitario. Con ello, se evita no solo la transmisión de enfermedades entre pacientes, sino que además se impide que el contagio afecte al técnico de transporte sanitario y al equipo de urgencias.

Nota

Estas infecciones no solo tienen como fuente al paciente transportado o asistido en la ambulancia, sino que también pueden encontrarse en otros elementos presentes en el lugar de la intervención, que ensucian o contaminan el habitáculo asistencial o el material de asistencia, actuando como mecanismos de transmisión.

Ante la imposibilidad de determinar con antelación qué fluidos corporales u otros elementos pueden ser considerados como infecciosos, por defecto se considera que todo elemento extraño, fluido corporal o suciedad es potencialmente infeccioso.

Es el personal de turno en la ambulancia el único responsable tanto del vehículo como del material sanitario. Por ello, deberá poner un especial interés en garantizar su funcionamiento y su perfecto estado operativo.

4.1. Conceptos básicos

Por las especiales características del servicio de transporte sanitario, es necesario que todos los profesionales del equipo estén familiarizados con las técnicas de limpieza, desinfección y esterilización.

Limpieza

Es el proceso dirigido a la eliminación de todo material extraño (orgánico e inorgánico) depositado sobre objetos inanimados y/o sobre piel, mucosas o cualquier otro tejido que pueda estar contaminado. Permite eliminar y arrastrar la suciedad, es decir, los materiales que ensucian a simple vista.

Según el grado de suciedad, se emplearán diferentes productos o sustancias que permitan la disolución de la misma.

Una buena limpieza constituye el 99 % de la eficacia en la desinfección (cualquier resto orgánico que no haya sido eliminado mediante limpieza restará su eficacia al producto desinfectante).

La suciedad interfiere también en cualquier técnica de esterilización. De esto se deduce que la limpieza es un paso previo e inexcusable a ambos procesos.

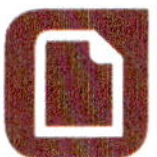

Nota

La limpieza no elimina todos los microorganismos presentes, pero reduce considerablemente la carga bacteriana.

Los principales objetivos de la limpieza son:

- Eliminar los restos de materia orgánica e inorgánica presentes en los objetos.
- Proteger y prevenir del posible contagio de enfermedades causadas por microorganismos a los trabajadores sanitarios y a los pacientes.
- Contribuir, como proceso concomitante o previo, a los procesos de desinfección y esterilización.
- Prevenir el deterioro del instrumental, materiales y de su funcionamiento.

Desinfección

La desinfección es el proceso mediante el cual se destruyen los microorganismos patógenos productores de enfermedades transmisibles (no necesariamente esporas) de los fluidos, objetos y superficies.

Debe realizarse en todo el material que está en contacto con la piel y mucosas.

Pueden distinguirse distintos niveles de desinfección:

- Nivel alto: se destruyen todos los microorganismos excepto algunas esporas bacterianas.
- Nivel medio: se inactivan bacterias, micobacterias y la mayoría de los virus y hongos.
- Nivel bajo: se pueden destruir la mayoría de bacterias, algunos virus y hongos, pero no los microorganismos resistentes.

Esterilización

Le esterilización es el proceso por el que se destruyen todos los microorganismos vivos, incluyendo bacterias, virus, formas vegetativas y esporas, es decir, cualquier forma elemental de vida.

Se utiliza en instrumentos que se introducen directamente en el torrente sanguíneo o en zonas estériles del cuerpo.

5. Material sanitario fungible y material reutilizable

El material y los dispositivos utilizados en los servicios prehospitalarios tienen un diverso tratamiento, según sea su origen y destino. Existen los denominados dispositivos médicos de un solo uso o DMSU, así como otros dispositivos reutilizables, por lo que es importante su correcta clasificación antes de empezar con su tratamiento de descontaminación.

Sabía que...

Fue Earle H. Spaulding el que clasificó en 1961 el instrumental y material sanitario en tres categorías, en función del lugar anatómico donde se emplea y el riesgo de infección que este lugar conlleva.

Según la clasificación más extendida, el material sanitario se clasifica en las siguientes categorías:

- **Material crítico:** es el que entra en contacto con tejidos, cavidades estériles y el sistema vascular. Este material tiene un alto riesgo de causar infecciones si está contaminado con microorganismos patógenos, por lo que debe estar siempre esterilizado antes de su uso.
  Un ejemplo de este tipo de material son las agujas, las sondas, sistemas de perfusión, etc.
- **Material semicrítico:** es aquel material que entra en contacto con las mucosas y la piel no intacta. Este material debe estar libre de microorganismos patógenos, aunque es más permisible que pudiera haber algunos. Como por ejemplo: fibroscopios, tubos endotraqueales, endoscopios, circuitos del respirador, etc.
- **Materiales no críticos:** son los que entran en contacto con la piel intacta, pero no con las mucosas.
  Ejemplos de este tipo de material son: mascarillas de oxígeno, frascos de aspiración, tensiómetros, termómetros, fonendoscopio, etc.

Estos se clasifican en:

- Material no crítico para el cuidado del paciente: fonendo, esfingomanometro y material de inmovilización etcétera.
- Material no crítico del entorno sanitario: camillas, sillas, etcétera.

6. Procedimiento de limpieza

Antes de comenzar a realizar la limpieza del material sanitario, se debe separar según se vaya a usar de nuevo o no, ya que el tratamiento de este material será totalmente diferente.

Limpieza del material desechable o fungible

El material desechable o fungible, o dispositivos médicos de un solo uso (DMSU), es el que se utiliza una sola vez.

Se caracteriza porque viene estéril de fábrica y se garantiza su esterilidad siempre que el paquete que lo contiene se mantenga íntegro. Se utiliza dentro del periodo establecido (fecha de caducidad).

Nota

Actualmente, hay en el mercado más de 400.000 productos clasificados como DMSU. Algunos ejemplos de estos materiales son: mascarillas de oxígeno, sondas, tubos, apósitos, agujas, sistemas de perfusión, botes de fluidos, guantes de intervención, mascarillas laríngeas (i-gel), etcétera.

En ciertos casos, según sus características o material, puede reutilizarse, una vez que haya sido sometido a una limpieza y desinfección o esterilización, pero no es lo habitual. Esto ocurre en caso de materiales con alto coste. A la hora de valorar su reutilización, se valora si es crítico, no crítico o semicrítico y las recomendaciones del fabricante.

Tras su uso, debe desecharse en contenedores adecuados, que más adelante se expondrán.

Limpieza del material reutilizable o inventariable

Pese a su desgaste o deterioro, este tipo de material tiene una vida de uso más prolongada que los anteriores. No es material de un solo uso, por lo que su limpieza, desinfección y esterilización después de su uso es imprescindible.

En este grupo se pueden incluir las camillas, balas de oxígeno, férulas de inmovilización, monitor desfibrilador, bombas de perfusión, camillas de tijera o cuchara, etcétera.

Para su limpieza, desinfección y esterilización deben emplearse medidas de protección de riesgos químicos, como el contacto con sustancias cáusticas, corrosivas o irritantes, la inhalación de sustancias tóxicas, etcétera.

6.1. Protocolos de limpieza

El establecimiento de los protocolos a adoptar para estas medidas de limpieza es responsabilidad de la gerencia del hospital para quien desarrolla su labor el transporte sanitario en cuestión, quien delega en la subgerencia de servicios de salud y en el comité de infecciones la aplicación de estos procedimientos.

Nota

El comité de infecciones es el máximo organismo responsable del control de infecciones en el hospital. Es una comisión que depende de la dirección médica y que está relacionada con el programa de calidad asistencial. Sus competencias incluyen todo lo que tiene que ver con la prevención y control de las infecciones que pueden transmitirse en el hospital (infecciones nosocomiales) a los pacientes, al personal que trabaja con ellos y a los visitantes.

Antes de comenzar con la exposición de los procedimientos de limpieza, es importante detenerse a analizar los materiales y productos necesarios para realizar la limpieza.

Materiales

Bayetas, estropajos, cepillos, cubos, lavabo o fregadero de doble seno, fregona, mopa, etcétera.

Las toallas y bayetillas utilizadas en la desinfección se deben lavar con agua y detergente, aclarando a continuación con agua corriente. Con periodos de cambio dos veces al mes o según deterioro. Seguidamente, deben ser sumergidas unos minutos en una solución desinfectante de nivel intermedio o bajo.

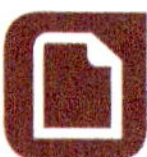

Nota

El doble cubo se empleará para la limpieza de suelos y superficies, en uno se introducirá una solución jabonosa detergente y, en el otro, irá disuelta lejía u otro desinfectante homologado para ese uso.

Agua

En aquellos lugares donde sea muy dura, se utilizará desmineralizada en el último aclarado.

Productos

Suelen emplearse detergentes, en ocasiones solos o mezclados con desinfectantes, respetando siempre las dosis recomendadas por el fabricante.

Cualidades del detergente

Entre las cualidades que debe reunir un buen detergente, pueden identificarse las siguientes:

- Poder **detergente:** capacidad de desincrustar y deshacer la suciedad compacta adherida a las superficies, sin afectar a su estructura o a su composición y convirtiéndola en partículas más pequeñas.
- Poder **humectante:** capacidad de suprimir la tensión superficial del agua, es decir, permitir que el agua moje el objeto sucio.
- Poder **solubilizante:** capacidad de disolver la suciedad de tipo lipoide, habitualmente insoluble en agua.
- Poder **dispersante:** propiedad por la cual la suciedad emulsionada se mantiene en suspensión, a fin de que pueda ser eliminada más fácilmente por acción de arrastre en el aclarado y no se deposite otra vez sobre las superficies.
- Debe ser **compatible con una solución desinfectante,** con la que frecuentemente se combina.
- Debe presentar una **baja formación de espuma,** ya que esta impide el contacto con el detergente.
- Y, por último, debe ser **biodegradable,** es decir, que esté exento de fosfatos.

Procedimiento de limpieza exterior

El aspecto exterior de la ambulancia ha de ser impecable en todo momento, ya que es la imagen que se proyecta del servicio. Además, debe ser fiel reflejo de su interior. Se deberá limpiar siempre que se precise, dependiendo en gran medida de la meteorología o tipo de terreno sobre el que se circule.

El estado de la carrocería exterior del vehículo, así como otros elementos visuales, como los logos, pegatinas, etcétera, ha de presentar también un estado impecable, por ser fundamental en su identificación como vehículo de transporte sanitario.

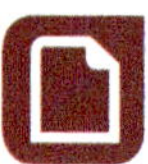

Nota

El pintado y rotulado exterior del vehículo debe cuidarse y acudir al taller para su reparación las veces que sean necesarias.

Limpieza del habitáculo o celda sanitaria

Esta limpieza persigue limpiar y desinfectar el suelo, paredes, techo y muebles del interior.

Para ello, primero se abrirán las puertas de la ambulancia, con el objetivo de asegurar una buena ventilación. Después se debe recoger el material contaminado, introduciéndolo en bolsas. El resto del material que no ha sido utilizado debe ser retirado del interior de la ambulancia antes de comenzar la limpieza del habitáculo.

Una vez despejado el interior, se aplicará una solución de lejía diluida al 5-10 % a las superficies, utilizando paños impregnados. Se deben limpiar todas las superficies.

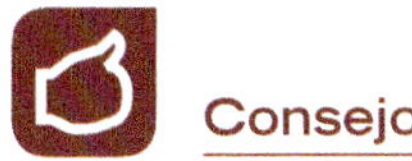

Consejo

Se recomienda dejar actuar esta solución durante 10 minutos.

También se limpiará y desinfectará el material previamente extraído y se volverá a colocar en su interior.

El suelo de la ambulancia se limpiará con una aspiradora o mopa (paño húmedo) y, posteriormente, se fregará, dejando secar al aire. No debe olvidarse nunca el espacio debajo de la bancada.

La limpieza del interior de la ambulancia se realizará siempre que se precise, después de cada servicio en que se haya ensuciado el interior y, con carácter general, una vez a la semana.

El agua usada para la limpieza deberá cambiarse cuantas veces sea necesario.

Todo proceso de limpieza y desinfección se realizará con guantes y, una vez utilizadas las soluciones desinfectantes (perasafe o lejía), no se podrán reutilizar.

Procedimientos de limpieza de la dotación material

La limpieza del material siempre debe realizarse lo antes posible, para evitar que se resequen los restos adheridos.

Limpieza manual

Se realiza en materiales que no pueden soportar altas temperaturas o que son delicados. Si el material puede desmontarse, se desmontará antes de comenzar la limpieza.

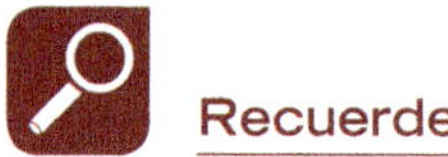

Recuerde

La limpieza del material siempre debe realizarse con la protección adecuada (al menos guantes y delantal de plástico).

Básicamente, el procedimiento debe realizarse de la siguiente forma:

1. Enjuagar con agua fría para eliminar la materia orgánica adherida. No se emplea agua caliente, porque coagula las proteínas y dificulta la limpieza.
2. Lavar con agua caliente y jabón, cepillando o frotando con fuerza para eliminar todos los restos.
3. Enjuagar con agua tibia.
4. Secar con paños o pistolas a presión.

Otro método consiste en la inmersión del instrumental en agua con detergente y/o desinfectante, previamente disuelto, el tiempo indicado por el fabricante. Después, se prosigue con el procedimiento como en el caso anterior.

Los aparatos eléctricos, por su parte, requerirán una limpieza en seco sin inmersión. En este caso, se empapa una bayeta en solución de detergente enzimático, se escurre y con ella se frota el material, en una sola dirección y siempre de lo más limpio a lo más sucio. Después, puede aplicarse la desinfección en seco con productos en *spray* de base alcohólica.

Limpieza mecánica

La limpieza mecánica es aquella que se realiza con sistemas automatizados, en lavadoras o cubetas de ultrasonidos.

Limpieza en lavadoras

Para la limpieza en lavadoras, se debe incluir una desinfección térmica (temperatura superior a 50 ºC) y química. El material se introduce abierto en cestillos, las tubuladuras en dispositivos específicos y los contenedores sin filtro en la parte superior.

Se debe dejar pasar el agua por todos los materiales. La dosificación del detergente y/o desinfectante es exacta.

Pasos del procedimiento:

1. Abrir el instrumental articulado y desmontar las distintas piezas que lo componen.
2. Sumergir el material en agua (temperatura entre 20 y 45 ºC) y detergente, entre 5 y 15 minutos, con el fin de reducir la materia orgánica. Cuando se trate de material muy sucio y/o de difícil accesibilidad (luces estrechas, largas y/o acodadas), se utilizará una solución de jabón enzimático.
3. Introducir el instrumental o material en la cesta correspondiente sin llenarla excesivamente.
4. Introducir las cestas en el soporte de la máquina o bien conectar el material tubular a las boquillas del accesorio específico, para que permita la inyección directa de la solución jabonosa por el interior del lumen.
5. Escoger el programa, en función del grado de suciedad y contaminación del material. La elección del programa se basa en la combinación deseada de los distintos parámetros del proceso: opción de prelavado, tiempo y temperatura del lavado, numero de aclarados, posibilidad de desinfección térmica o química y secado.
6. Retirar el material de la máquina y comprobar visualmente que no hay evidencia de materia orgánica y que el material está perfectamente seco.
7. Envasar el material o cubrir con una talla limpia a la espera de ser procesado.

Las máquinas de lavado pueden disponer de distintos programas para la descontaminación y desinfección del material, mediante la utilización de calor o productos desinfectantes. El fabricante de estas máquinas debe informar de sus características e indicaciones apropiadas para cada tipo de material.

Los detergentes dejan en los instrumentos capas de metasilicatos. Para eliminarlas, se utilizan ácidos neutralizantes. Estos deben utilizarse con precaución, ya que pueden destruir la capa de pasivización o protectora del instrumental.

Definición

Pasivización
Proceso que tiende a asegurar la presencia de un recubrimiento protector de óxido de cromo en la superficie del instrumento para protegerlo contra la corrosión. Exponiendo el instrumento a la atmósfera o a ciertos agentes oxidantes, se forma sobre su superficie una delgada película protectora, denominada capa de pasivización.

Limpieza por ultrasonidos

Se realiza introduciendo el material en cubeta, llena de agua destilada con detergente apropiado disuelto, que produce ondas sónicas de alta frecuencia que se trasmiten por el agua chocando con la materia orgánica y haciendo que esta se desprenda de los instrumentos, sin dañar en absoluto su estructura. Se aplica para sanear instrumentos difíciles de limpiar por su escasa accesibilidad.

Pasos del procedimiento:

1. Abrir el instrumental articulado y desmontar las distintas piezas que lo componen.

2. Sumergir el material en agua (temperatura entre 20 y 45 °C) y detergente ligeramente alcalino, entre 5 y 15 minutos, con el fin de reducir la materia orgánica. Cuando se trate de material muy sucio y/o de difícil accesibilidad (luces estrechas, largas y/o acodadas), se utilizará una solución de jabón enzimático.
3. Colocar el material en la cesta o bandejas, evitando sobrecargarla y comprobando que no se produzcan sombras que impidan el paso de los ultrasonidos y disminuyan la eficacia del proceso de lavado. Se debe de evitar que los instrumentos contacten unos con otros. El instrumental de microcirugía requiere especial cuidado.
4. Introducir la cesta en la cubeta de ultrasonidos, de manera que el material quede totalmente sumergido.
5. Retirar el material de la cesta o bandeja y aclararlo con agua desmineralizada.
6. Secarlo minuciosamente. Cuando se trate de material con luces estrechas, largas y/o acodadas, se utilizará pistola de aire a presión.
7. Comprobar visualmente que se han eliminado los restos de materia orgánica.
8. Lubricar las superficies para facilitar su conservación, especialmente las articulaciones.

Debe evitarse la concentración de suciedad en la cubeta de ultrasonidos, cambiando periódicamente la solución jabonosa en cada proceso o en cada dos.

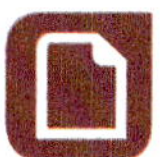

Nota

Se utiliza un lubricante hidrosoluble que penetre profundamente en las articulaciones y recovecos del instrumental y no interfiera en el posterior proceso de esterilización.

Aplicación práctica

La ambulancia en la que usted presta sus servicios ha acudido a atender un accidente de tráfico. El accidentado presenta rotura de tibia y peroné y ha quedado atrapado en el vehículo. Para poder desencarcelar al accidentado, ha sido preciso utilizar el corsé espinal (aparato ortopédico que se usa para inmovilizar su espina dorsal en la parte torácica).

Al terminar el traslado del accidentado al centro hospitalario, es preciso realizar la limpieza del corsé. ¿Cómo debería hacerse?

SOLUCIÓN

La opción más correcta se basaría en realizarle una limpieza manual, ya que el material del que está hecho el corsé es un material delicado, que no soporta las altas temperaturas. Los pasos a seguir para su limpieza serían:

1. Si el corsé puede desmontarse, se desmontará.
2. Se enjuagará con agua fría para eliminar la materia orgánica adherida.
3. Se lavará con agua caliente y jabón, cepillando o frotando con fuerza para eliminar todos los restos.
4. Enjuagar con agua tibia.
5. Secar con paños o pistolas a presión.

7. Criterios de verificación y acondicionamiento

El proceso de validación de la limpieza se puede dar mediante la verificación del cumplimiento de las guías de procedimientos (protocolos), la inspección visual después del proceso y la presencia de la implementación de sistemas de irrigación de agua.

La validación del proceso de limpieza se presenta de modo subjetivo, al no ser posible visualizar la biocarga de cada artículo y por cada procedimiento de limpieza. Por ello, es importante adoptar protocolos de limpieza, buscando la estandarización para la validación de este proceso.

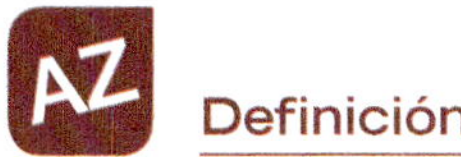

Definición

Biocarga

Es el número y tipo de microorganismos viables que un artículo puede contener después de la limpieza.

Al validarse las guías de procedimientos (protocolos), deben incluirse claramente datos acerca de la dilución de uso de los productos, el tiempo de inmersión, el modo de enjuague y la técnica a usar para desarmar los artículos e instrumentales.

Además, una parte importante para la validación de la limpieza es la inspección visual después del lavado, cuando el usuario observará atentamente si existe la presencia de cualquier signo de suciedad, particularmente en las cremalleras.

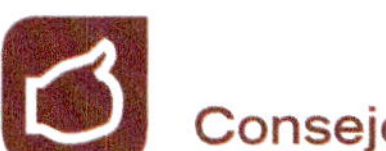

Consejo

Si hubiera alguna duda al respecto, se considera útil el uso de una lupa.

Otro requisito indispensable para la validación de la limpieza es que la zona roja esté implementada con sistemas de irrigación de agua para los artículos con lúmenes a través de dispositivos a presión. Se sabe que sin ellos no se podría llevar a cabo una limpieza óptima y segura.

Adicionalmente, existen controles químicos que validan la eficacia de la limpieza mecánica. Estos son el test de suciedad visible y el test de desinfección. El test de suciedad visible utiliza un reactivo en polvo que, al ser mezclado con agua, simula la sangre. Este reactivo es aplicado a los instrumentales para visualizar posibles residuos de materia orgánica.

Los factores que influyen en el resultado de la limpieza son:

- El tipo de detergente.
- La concentración de detergente: los detergentes deben diluirse correctamente, según las indicaciones de cada fabricante.
- El tiempo de actuación o contacto del detergente con el material.
- La temperatura: debe controlarse la temperatura del agua, que no ha de ser excesivamente elevada (entre 20 y 45 °C) para evitar la coagulación de la albúmina y facilitar su eliminación.
- La acción mecánica.
- El tipo de agua: la eficacia de los detergentes disminuye en aguas duras, debido a la formación de sales insolubles con los iones de calcio o magnesio.
- La sangre y la solución salina constituyen la causa más común de deterioro del acero inoxidable. La exposición prolongada a estas dos sustancias puede originar corrosión y acabar estropeando el instrumental. No debe utilizarse suero fisiológico para limpiar y/o aclarar el instrumental de acero inoxidable.
- En la limpieza no está indicado el uso de detergentes desinfectantes, pues se inactivan fácilmente en presencia de materia orgánica, reduciendo poco la carga microbiana y proporcionando una falsa seguridad a las personas que los utilizan. Para el lavado del instrumental quirúrgico, se recomiendan los detergentes alcalinos y, para el material muy sucio, de difícil accesibilidad y/o con gran cantidad de materia orgánica, los detergentes enzimáticos.

Recuerde

Para evitar la corrosión del instrumental quirúrgico, se recomienda la utilización de agua destilada o desmineralizada durante su proceso de limpieza o como mínimo en el último aclarado.

8. Identificación de los riesgos derivados de la manipulación de productos de limpieza

El principal riesgo en la manipulación de productos de limpieza se basa en la toxicidad de los detergentes utilizados.

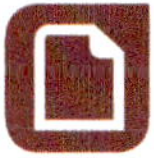

Nota

La toxicidad de un detergente depende de la duración de la exposición, cantidad de detergente y el lugar donde entre en contacto (piel, mucosas y ojos).

Para evitar este riesgo, deben tomarse las siguientes medidas de precaución en el uso de detergentes:

- Es necesario tener preparado un producto neutralizante químico del detergente, un kit de primeros auxilios y líquidos para lavados oculares para casos de salpicaduras.
- Llevar siempre ropa impermeable de protección, guantes resistentes a sustancias químicas y protección ocular, por si hubiera salpicaduras.
- Después de quitarse la ropa de protección al finalizar la desinfección, lavarse y secarse las manos.

Además, el técnico en transporte sanitario debe adoptar una serie de normas de higiene personal:

- Cubrir cortes y heridas con apósitos impermeables.
- Cubrir lesiones cutáneas con guantes.
- Retirar anillos y otras joyas.
- Lavado de manos antes y después de la limpieza.

La limpieza siempre debe realizarse con los adecuados elementos de protección individual, que son:

- Guantes resistentes a los detergentes.
- Mascarillas faciales, para proteger las mucosas orales.
- Gafas de protección.

9. Resumen

El técnico en transporte sanitario está expuesto a riesgos laborales relacionados con las labores que desempeña. Una de estas tareas es la limpieza del vehículo de transporte sanitario, incluido el equipamiento. Asociado a esta tarea está el riesgo de contraer enfermedades infectocontagiosas en el manejo de pacientes infectados, que, además, puede convertir al técnico en transmisor de estas enfermedades a otros pacientes.

La medida más importante para la prevención y control de las infecciones es la limpieza e higiene. El técnico en transporte sanitario debe, por ello, extremar la limpieza de sus manos, para evitar la transmisión cruzada.

La fuente de contagio de estos microorganismos la forman no solo los pacientes con infecciones producidas por estos microorganismos, sino también aquellos pacientes que están simplemente colonizados por los mismos (en piel, aparato respiratorio, digestivo, etcétera).

Otra fuente de transmisión de las enfermedades infectocontagiosas se encuentra en las superficies de la ambulancia en contacto directo con el paciente infectado o portador (camillas, sillas de evacuación, sábanas, mantas, aparataje en general, etcétera).

El material e instrumental sanitario constituye un vehículo de transmisión de microorganismos patógenos. Es, por tanto, imprescindible que esté libre de ellos cuando se emplee. Para lograr este fin, se usan varios procedimientos, entre los que destacan la limpieza, la desinfección y la esterilización.

Ejercicios de repaso y autoevaluación

1. **¿Qué son los fómites?**

____

____

2. **Respecto a los principales objetivos de la limpieza, diga cuál de las siguientes afirmaciones es verdadera o falsa.**

   a. Eliminar los restos de materia orgánica e inorgánica presentes en los objetos.

   - ☐ Verdadero
   - ☐ Falso

   b. Proteger y prevenir del posible contagio de enfermedades causadas por microorganismos a la ambulancia.

   - ☐ Verdadero
   - ☐ Falso

   c. Contribuir como proceso concomitante o previo a los procesos de desinfección y esterilización.

   - ☐ Verdadero
   - ☐ Falso

   d. El deterioro del instrumental, materiales y de su funcionamiento.

   - ☐ Verdadero
   - ☐ Falso

3. **¿Qué es la cadena epidemiológica?**

   a. Es una enfermedad transmisible.
   b. Es el conjunto de elementos que definen una enfermedad transmisible.

c. Es un término que utilizan los epidemiólogos para definir las enfermedades transmisibles.
d. Las opciones a y c son correctas.

4. Los materiales fungibles o reutilizables se clasifican, según en que parte anatómica se utilizan, en...

a. ... limpios, desinfectados y estériles.
b. ... fungibles, reutilizables y DMSU.
c. ... críticos, semicríticos y no críticos.
d. ... quirúrgicos, traumatológicos y especializados.

5. ¿Cuáles de las siguientes afirmaciones se corresponden con el procedimiento básico de la limpieza?

a. Enjuagar con agua fría para eliminar la materia orgánica adherida. No se emplea agua caliente, porque coagula las proteínas y dificulta la limpieza.
b. Lavar con agua fría y jabón, cepillando o frotando con fuerza para eliminar todos los restos.
c. Enjuagar con agua tibia.
d. No secar con paños, pero sí con pistolas a presión.

6. Complete la siguiente oración:

El ____________________ es el máximo organismo responsable del control de infecciones en el hospital. Es una comisión que depende de ________________ y que está relacionada con el programa de calidad asistencial. Sus competencias incluyen todo lo que tiene que ver con la prevención y control de las _______________ que pueden transmitirse en el hospital (infecciones _______________) a los pacientes, al personal que trabaja con ellos y a los visitantes.

7. ¿Qué dos agentes constituyen la causa más común de deterioro del acero inoxidable?

a. El agua y la lejía.
b. El alcohol y clorexidina.
c. La sangre y la solución salina.
d. El detergente y la temperatura.

8. ¿Cuál de las siguientes no es una medida de precaución con el uso de detergentes?

a. Es necesario tener preparado un producto neutralizante químico del detergente, un kit de primeros auxilios y líquidos para lavados oculares para casos de salpicaduras.
b. No es necesario llevar siempre ropa impermeable de protección, pero sí guantes resistentes a sustancias químicas y protección ocular por si hubiera salpicaduras.
c. Después de quitarse la ropa de protección al finalizar la desinfección, lavarse y secarse las manos.

Capítulo 5

Desinfección del material e interior del vehículo de transporte sanitario

Contenido

1. Introducción
2. Principios básicos de desinfección y asepsia
3. Desinfección por métodos físicos
4. Desinfección por métodos químicos: inmersión, loción, pulverización, vaporización y fumigación
5. Identificación de los riesgos derivados de la manipulación de productos de desinfección
6. Resumen

1. Introducción

La labor de desinfección diaria, por sus especiales características, requiere que todos los profesionales del equipo, incluido el técnico de transporte sanitario, estén familiarizados con las técnicas de desinfección.

Es de vital importancia que todos los elementos, tanto materiales como superficies, que están o puedan estar en contacto con los pacientes o accidentados estén libres de contaminantes que puedan deteriorar la salud de estos.

No todos los microorganismos patógenos presentan la misma sensibilidad a la desinfección. De menor a mayor resistencia, los microorganismos se clasifican en: Gram-positivos, Gram-negativos, bacilo de la tuberculosis (ácido-alcohol resistente), hongos, virus y gérmenes esporulados. Debido a estas diferencias, a veces será necesario usar unos métodos y, en otras ocasiones, otros. A continuación, se exponen los cocimientos necesarios para el desarrollo adecuado de esta actividad.

2. Principios básicos de desinfección y asepsia

La diferencia existente entre antisépticos y desinfectantes, partiendo del hecho de que el objetivo de ambos es el mismo, radica en el grado de concentración que presentan. Así, los desinfectantes se presentan en dosis altas, las cuales provocarían lesiones en los tejidos vivos, mientras que los antisépticos se presentan en dosis bajas, que no provocan lesiones en tejidos vivos. Por el tema que aquí concierne, se tratará en adelante de los desinfectantes.

Los antisépticos y desinfectantes ejercen acciones letales y, según su acción principal, se clasifican en:

- Bactericidas
- Fungicidas
- Viricidas

En otros casos, la eficacia de estos agentes consiste en dificultar o inhibir el crecimiento y, según esto, pueden ser:

- Bacteriostáticos
- Fungistáticos
- Virustáticos

Debe desinfectarse todo el material que vaya a entrar en contacto con las mucosas o la piel no íntegra de los pacientes. Los desinfectantes de alto nivel son sustancias químicas capaces de eliminar en 15-30 minutos los gérmenes patógenos depositados sobre un material inerte, alterando lo menos posible dicho material, abarcando esta destrucción toda forma de vida vegetativa (bacterias, hongos, virus, etcétera, menos sus esporas), excepto si se llegan a aplicar durante largos periodos de tiempo (6 horas o más) en solución integra.

Sabía que...

Desinfectantes como el cloro, las cloraminas, el ozono y el dióxido de cloro son muy importantes para proteger el agua potable de gérmenes y para luchar contra las enfermedades que se transmiten a través de ella. Sin embargo, los desinfectantes también pueden reaccionar con la materia natural presente en el agua y formar subproductos indeseables que pueden comprometer la salud pública. Por ese motivo, se siguen controles exhaustivos de la calidad del agua, para así garantizar su potabilidad y, con ello, la salud pública.

2.1. Definición de desinfección y asepsia

Desinfección es el proceso mediante el cual se destruyen los microorganismos patógenos productores de enfermedades transmisibles (no necesariamente esporas), de los fluidos, objetos y superficies.

Debe realizarse en todo el material que está en contacto con la piel y mucosas.

Pueden distinguirse tres niveles de desinfección:

- Desinfección de nivel alto: se destruyen todos los microorganismos, excepto algunas esporas bacterianas.
- Desinfección de nivel medio: se inactivan bacterias, microbacterias y la mayoría de los virus y hongos.
- Desinfección de nivel bajo: se puede destruir la mayoría de bacterias, algunos virus y hongos, pero no los microorganismos resistentes.

Se define con el término asepsia a la ausencia de materia séptica, es decir, al estado libre de infección. También se identifica con este término el conjunto de procedimientos científicos destinados a preservar de gérmenes infecciosos al organismo o los objetos.

La clasificación del material que entra en contacto con los pacientes o con superficies infectadas tiene tres categorías, según la zona del cuerpo en que se vayan a utilizar y el riesgo de contaminación que suponen.

Artículos críticos

Estos materiales entran en contacto con cavidades estériles del organismo o del tejido vascular. Estos objetos deben ser desechables o estar estériles.

Ejemplo

Catéteres, instrumental quirúrgico, sondas urinarias y soluciones intravenosas, etcétera.

Artículos semicríticos

Son aquellos que entran en contacto con la piel no intacta o íntegra o con mucosas. Las dos son resistentes a esporas bacterianas, pero susceptibles a las formas vegetativas de las bacterias, virus y microbacterias. Estos materiales deben estar libres de los microorganismos citados y, preferentemente, deberían ser estériles. Si no fuera posible, deberán someterse a desinfección de alto nivel.

Ejemplo

Se incluyen en este grupo los laringoscopios, broncoscopios y otoscopios.

Artículos no críticos

Son aquellos que entran en contacto con la piel sana o que no entran en contacto con los pacientes, por lo que el riesgo de producir infecciones es mínimo. En general, solo se precisa en estos casos de limpieza y secado o bien una desinfección de bajo nivel.

Ejemplo

Las incubadoras o el esfigmomanómetro.

La prevención de riesgos biológicos no hace referencia solo a los que afectan a los trabajadores, sino también a los pacientes. Por ejemplo, si se entra en contacto con un paciente con tuberculosis y no se toma protección, no solo corre riesgo el técnico, sino también los pacientes que pueda atender posteriormente.

Un buen desinfectante o antiséptico debe reunir las siguientes características:

- Tener amplio espectro y alto poder germicida.
- Gran capacidad de penetración.

- Ser compatible con jabones u otras materias químicas con las que se combinan en preparaciones farmacéuticas.
- Estabilidad tras la disolución.
- No ser corrosivo para los objetos/superficies sobre los que se aplica.
- No ser irritante ni tóxico para tejidos, piel o mucosas.
- Ser económico.

2.2. Las disoluciones

Las disoluciones son mezclas homogéneas de dos o más sustancias diferentes, en proporciones variables y distribuidas unas en otras de manera uniforme y estable.

Están formadas por dos componentes:

- **Disolvente:** sustancia que está en mayor cantidad. También se llama disolvente al que tiene el mismo estado físico que la disolución resultante.
- **Soluto:** sustancia que está en menor cantidad.

Las disoluciones más empleadas son aquellas en las que el disolvente es el agua y se llaman acuosas.

Ejemplo

En una disolución formada por 20 % de alcohol y 80 % de agua, el disolvente es el agua. La disolución de azúcar en agua es una disolución líquida en la que el disolvente es el agua.

Pueden distinguirse dos tipos de composición de las disoluciones:

- **Composición cualitativa:** indica la clase de sus componentes, es decir, qué sustancia es el soluto y cuál el disolvente.

- **Composición cuantitativa:** indica la cantidad de soluto que hay respecto a la cantidad de disolvente o disolución total. Este aspecto cuantitativo es la concentración.

3. Desinfección por métodos físicos

La desinfección es uno de los procedimientos más antiguos en el medio hospitalario que fuera utilizada, en un primer momento, para eliminar microorganismos del ambiente e higienizar las manos. Durante su evolución, han ido surgiendo nuevos métodos de desinfección físicos, entre los que pueden destacarse los que a continuación se exponen.

3.1. Ebullición

Este método utiliza el agua hirviendo a temperaturas muy altas para lograr la desinfección. Habitualmente, se hierven los instrumentos en un recipiente con tapa de 5 a 20 minutos, contabilizando el tiempo desde que el agua rompe el hervor. Los objetos serán cubiertos por completo con el agua durante el hervido y no se añadirá ningún otro mientras esté hirviendo. Los materiales se secan al aire o con una toalla esterilizada antes de volver a utilizarlos o almacenarlos.

Este método está hoy en desuso en el medio hospitalario y ambulatorio.

Desinfección por ebullición

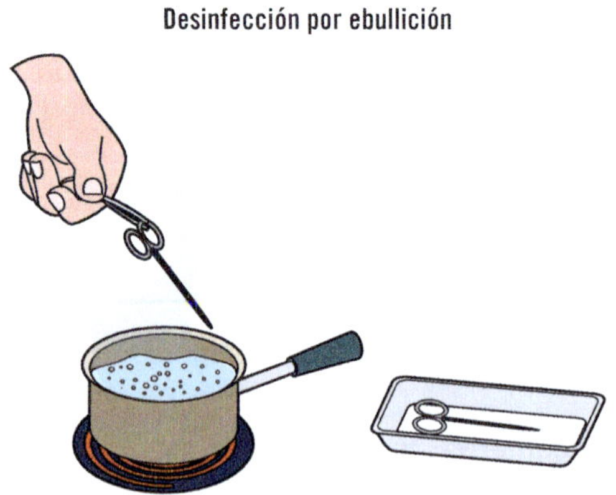

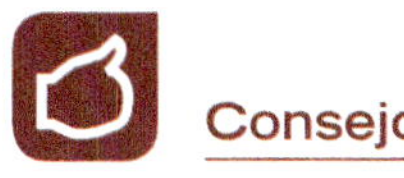

Consejo

El fuego será suave, ya que el fuego alto hace rebotar los objetos, disminuye el nivel de agua y consume más gas. Además, se recomienda usar tiempos más prolongados para lugares de gran altura sobre el nivel del mar.

3.2. Radiaciones ultravioleta (UV)

Este método inactiva los microorganismos en los rangos de onda 240-280 nm (nanómetros). Su acción se ejerce por desnaturalización de los ácidos nucleicos, pero su efectividad se ve influenciada por factores como la potencia de los tubos UV, la presencia de materia orgánica, la longitud de onda, la temperatura, el tipo de microorganismos y la intensidad de UV que se ve afectada por la distancia y suciedad de los tubos.

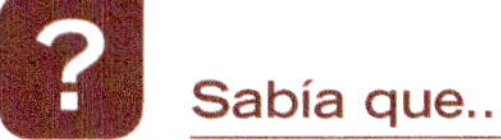

Sabía que...

Los rayos del sol emiten radiaciones ultravioleta que tienen efectos esterilizadores.

Actualmente, es un método poco usado, debido a que presenta numerosos inconvenientes:

- La radiación UV no desinfecta ni esteriliza el agua.
- El uso como desinfectante en el ambiente del quirófano es hoy discutible, debido a la falta de evidencia clínica en la disminución de las tasas de infección.
- Provoca queratoconjuntivitis en pacientes y profesionales expuestos a la radiación.

- Es relativamente caro e ineficaz, debido a que no llega a todas las superficies de forma uniforme.

Longitud de onda de los rayos ultravioleta

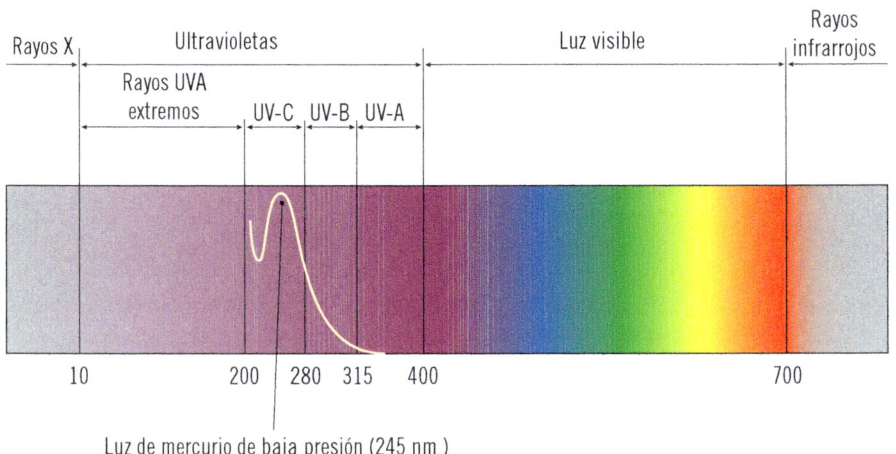

3.3. Ultrasonidos

La acción de las lavadoras ultrasónicas se lleva a cabo generando pequeñas burbujas de gas que producen vacío alrededor de la suciedad y vibraciones ultrasónicas para remover la materia orgánica. Aplican energía química (desinfectante), mecánica (vibración sonora) y térmica (temperatura entre 50 y 55 °C). Además, requieren cambios del agua del contenedor, el mismo que se debe mantener tapado mientras se realiza el proceso, evitando así la exposición de los operadores a los aerosoles.

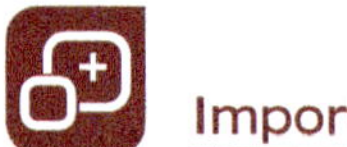

Importante

Al término de la jornada, la lavadora deberá dejarse limpia y seca.

Es un método indicado para la limpieza y desinfección profunda de instrumentos, ya que penetra en sitios de difícil acceso.

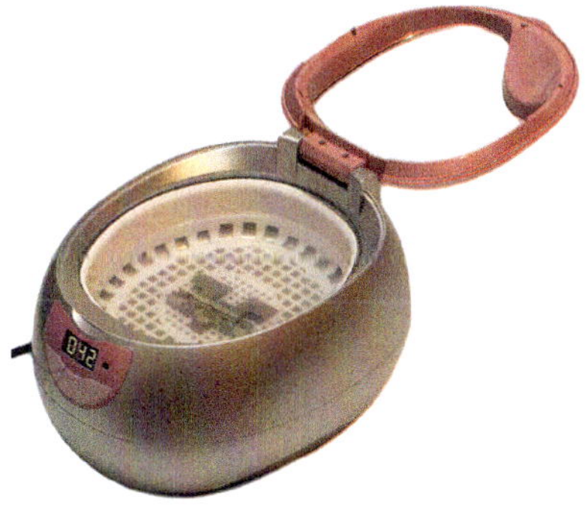

Lavadora ultrasónica

4. Desinfección por métodos químicos: inmersión, loción, pulverización, vaporización y fumigación

La desinfección por métodos químicos se basa en el empleo de sustancias químicas desinfectantes.

Los métodos que pueden determinarse dentro de este tipo son:

- **Inmersión:** se aplica sumergiendo el objeto o instrumento a desinfectar en el seno de una disolución preparada a partir del desinfectante, durante un tiempo determinado.
- **Loción:** el desinfectante empapa esponjas, bayetas u otros objetos con los que se aplica sobre superficies o zonas amplias, como paredes, suelos y mobiliario.
- **Pulverización:** el desinfectante se introduce en un recipiente específico que permite proyectarlo pulverizado al ambiente. Se utiliza en superficies y objetos. Las gotas que produce este sistema son de gran tamaño.
- **Fumigación:** el agente químico se introduce en un equipo especial, de manera que se proyecta al medio a desinfectar en forma de finas gotas.
- **Vaporización:** consiste en producir vapores y gases con sustancias desinfectantes *(spray).*

En el transporte sanitario, se utiliza como método de control de desinfección del habitáculo la vaporización, para evitar la proliferación de insectos. Consiste en la proyección del desinfectante en forma de gotitas minúsculas que permanecen en el ambiente flotando durante cierto tiempo. A continuación, se airea adecuadamente y se limpia con agua y jabón. Aunque su uso es discutido, se emplea sobre ambientes y superficies.

Nota

Debe prestarse una especial atención a la desinfección tras el traslado de pacientes potencialmente contagiosos, portadores de piojos, chinches y pulgas. En estos casos, el producto indicado es desinfectante, fungicida e insecticida. Debe llevarse a cabo por personal especializado con formaldehído o hipoclorito al 1 %.

4.1. Principales desinfectantes

A continuación, se citan los principales agentes químicos desinfectantes, así como sus cualidades más destacadas.

Glutaraldehído

Su utilización al 2 % en solución tamponada con sales sódicas de fenol hace de este producto uno de los más potentes desinfectantes, con capacidad para destruir esporas. Es por ello que puede considerarse como un esterilizante químico.

Previamente a su empleo, hay que proceder a activar la solución, lo que consiste en alcalinizar el producto hasta un pH de 7,5-8,5. El período de estabilidad de esta mezcla es de un mes.

En su utilización como desinfectante, puede diluirse la solución activada al 1:16 o 1:30 en agua (en función de si se sospecha o no de la presencia del virus del SIDA o hepatitis B) y dejar dentro el material durante 20 minutos.

No es corrosivo y mantiene su actividad en presencia de materia orgánica.

Importante

Puede provocar irritación de la piel en caso de contacto y de los ojos si la habitación no está bien ventilada.

Existen otras presentaciones de glutaraldehído a distintas concentraciones y en disoluciones con otros agentes como el formol, que se utilizan como desinfectante de superficies.

Alcoholes

Como desinfectante, se utilizan dos compuestos, el alcohol etílico y el alcohol isopropílico, cuyas propiedades bactericidas han sido sobreestimadas largo tiempo. Actualmente, el alcohol a concentración del 70 % se considera un desinfectante intermedio y, por tanto, sin capacidad esporicida.

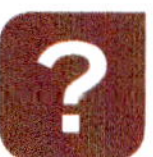

Sabía que...

A concentraciones superiores, se ha comprobado que el alcohol disminuye su eficacia.

Puede utilizarse en el tratamiento de las superficies externas de diversos equipos, si bien no es el desinfectante ideal. Su uso repetido deteriora los plásticos y gomas, sobre todo si se dejan sumergidos.

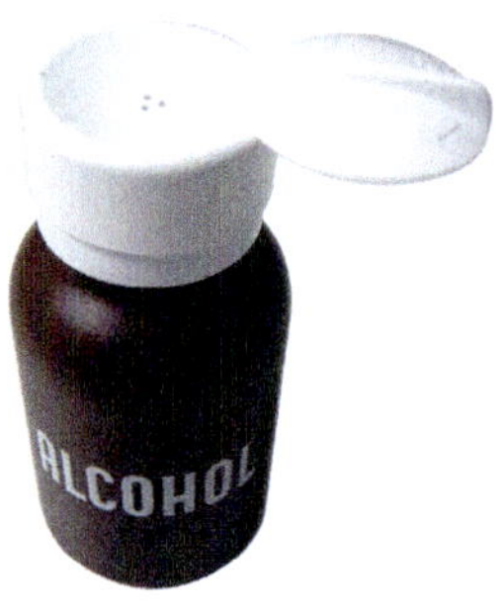

Compuestos clorados

El más ampliamente utilizado es el hipoclorito de sodio, más conocido como lejía. Su actividad germicida se considera especialmente útil en la limpieza de suelos y paredes de la ambulancia, así como para la camilla y las sillas de transporte.

Normalmente, se adquiere a concentraciones del 5 %, por lo que deberá ser diluida a una proporción de 1:10 con agua, para limpiar una superficie manchada por sangre, secreciones o restos orgánicos de cualquier índole, y de 1:25 para realizar la desinfección rutinaria.

Por su efecto bactericida sobre el *Mycobacterium tuberculosis,* se le considera un desinfectante intermedio.

Como inconvenientes, tiene el que se inactiva por materia orgánica, así como su corrosividad, de ahí que no deba utilizarse en la desinfección de instrumental.

Nota

Las disoluciones de hipoclorito pierden gradualmente su efectividad, siendo aconsejable realizar una nueva disolución cada vez que se precise uso.

La aparición del virus SARS-COV2, en diciembre de 2019, provocó la enfermedad Covid-19, propagándose de forma rápida y letal por todo el planeta como una de las grandes pandemias del siglo XXI. Su prevención ha sido durante meses un reto importante para los servicios de salud de todo el mundo. En cuanto a su eliminación, se demostró que soluciones de hipoclorito sódico aplicadas directamente sobre los materiales, elimina el virus en pocos minutos. Así, también la OMS, apuesta por la protección adecuada del personal involucrado en la asistencia de pacientes portadores o sospechosos, hasta que se haya producido la limpieza de las zonas de contacto. Ante esta situación, es muy importante el uso de mascarillas de protección FFP2 o FFP3 según la exposición a secreciones respiratorias, para minimizar el riesgo de contagio. El lavado de manos, la desinfección y la distancia social, son las tres claves para evitar el contagio.

Cloruro de benzalconio (amoniaco cuaternario)

Si bien tiene ciertas propiedades bactericidas y fungicidas, posee escasas cualidades como desinfectante. En cambio, sus propiedades emulsionantes, detersivas y espumantes le confieren utilidad como detergente, lo que, unido a un moderado poder germicida, hace que estos compuestos puedan ser utilizados para el lavado de material y ciertas superficies.

Entre sus inconvenientes, destaca el poder oxidativo sobre los materiales y el ser antagonizado por los jabones convencionales, por lo que no deben mezclarse.

Peróxido de hidrógeno (agua oxigenada)

Como desinfectante, tiene muy escaso poder, pero, gracias a su mecanismo de acción (libera oxígeno molecular al entrar en contacto con la catalasa de los tejidos), posee cierta utilidad en la eliminación de restos orgánicos y de sangre. Posteriormente, el material requerirá una desinfección más enérgica.

Povidona yodada (betadine)

Es bacteriostático o bactericida, dependiendo de la concentración utilizada, y destruye las esporas de *Clostridium,* aunque el *M. tuberculosis* es generalmente resistente.

Las soluciones diluidas son poco estables y pierden su actividad antiséptica con rapidez.

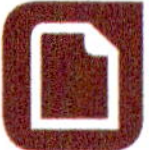

Nota

En condiciones normales no se absorbe, pero su uso repetido puede producir reacciones alérgicas (dermatitis de contacto).

Se usa en la desinfección de la piel en zonas de riesgo diluida al 10 %. Se inactiva en presencia de materia orgánica, por lo que es precisa una limpieza mecánica previa a la desinfección. Además, tiene el inconveniente de que tiñe.

Gluconato de Clorhexidina

El gluconato de clorhexidina o clorhexidina es un antiséptico potente de la familia de las biguanidas, que tiene una amplia acción desinfectante ante un gran número de bacterias, además de cierta acción viricida y esporicida. No tiene efecto irritante sobre la piel y presenta poca o nula absorción sistémica. Además, no se inactiva si se usa directamente sobre heridas con sangre u otros restos orgánicos.

Se puede encontrar en diversas presentaciones a distintos porcentajes de dilución, y es útil tanto en el lavado quirúrgico de manos del personal sanitario, como en la desinfección de la piel del paciente para procedimientos invasivos. Es uno de los desinfectantes más utilizados en la práctica clínica, ya que es uno de los desinfectantes más completos que existen.

Aplicación práctica

Esta mañana, estando de guardia, usted ha tenido un aviso urgente en un domicilio, donde una señora de 67 años se ha resbalado y se ha caído al suelo mientras fregaba. Al llegar al domicilio, el médico y el enfermero han explorado a la paciente. Presentaba una herida inciso-contusa en la rodilla. Esta herida, de varios centímetros, requería de puntos de sutura. Durante la intervención, han empleado diferentes materiales, entre los que estaban los que a continuación se citan: portagujas de sutura, pinzas con dientes y mango de bisturí. Estos materiales requieren ser esterilizados para futuros usos, pero antes hay que lavarlos y desinfectarlos. ¿Cómo los desinfectará?

SOLUCIÓN

Para contestar a esta pregunta hay que identificar el método de desinfección, qué desinfectante se utilizará y cuánto tiempo se requiere para ello.

Dado el material de estos instrumentos (acero inoxidable), el método más idóneo es el de inmersión. Se aplicará sumergiendo el objeto o instrumento a desinfectar en el seno de una disolución preparada a partir del desinfectante, durante un tiempo determinado.

El desinfectante que mejor actúa es glutaraldehído. Su utilización al 2 % en solución tamponada con sales sódicas de fenol hace de este producto uno de los más potentes desinfectantes.

Otro factor por el cual se debe elegir este desinfectante es el tiempo, ya que con 20 minutos de inmersión es suficiente.

5. Identificación de los riesgos derivados de la manipulación de productos de desinfección

La toxicidad de un desinfectante depende de la duración de la exposición, cantidad de desinfectante y el lugar donde entre en contacto (piel, mucosas y ojos). Estos son los factores principales de la intoxicación del técnico de transporte sanitario en el desarrollo de las tareas de limpieza y desinfección.

5.1. Medidas de precaución, equipos de protección y normas de higiene

Para minimizar estos riesgos, deben seguirse las medidas de precaución recomendadas, utilizar correctamente los equipos de protección individual y observar unas normas de higiene que le protejan de contagios.

Medidas de precaución con el uso de desinfectantes

En primer lugar, es necesario tener preparado un producto neutralizante químico del detergente, un kit de primeros auxilios y líquidos para lavados oculares para casos de salpicaduras.

Además, hay que llevar siempre ropa impermeable de protección, guantes resistentes a sustancias químicas y protección ocular por si hubiera salpicaduras.

Después de quitarse la ropa de protección al finalizar la desinfección, hay que lavarse y secarse las manos.

Normas de higiene personal del técnico en transporte sanitario

- Cubrir cortes y heridas con apósitos impermeables.
- Cubrir lesiones cutáneas con guantes.
- Retirar anillos y otras joyas.
- Lavado de manos antes y después de la desinfección.

Elementos de protección individual (EPI)

1. Guantes resistentes a los desinfectantes.
2. Mascarillas faciales, para proteger las mucosas orales.
3. Gafas de protección.
4. Delantales o ropa impermeable.

Aplicación práctica

Está usted en la ambulancia atendiendo a un paciente junto al resto del equipo, tras realizar una primera valoración del estado de este. El médico decide aplicar al paciente una medicación vía intravenosa diluida en un suero fisiológico de 100 ml. Para ello, habrá que colocar un catéter y un sistema de perfusión. El enfermero, para poder aplicar el tratamiento, le solicita a usted un desinfectante para actuar sobre la piel del paciente y crear un campo estéril. ¿Qué tipo de desinfectante y material facilitaría al enfermero para crear dicho campo estéril?

SOLUCIÓN

Lo más importante es identificar el desinfectante que se va a emplear sobre la piel intacta del paciente. En este caso, pueden ser dos: uno es el alcohol, aunque es el menos eficaz, ya que su duración es escasa debido a que se volatiliza muy rápido y solo es eficaz si su presencia es líquida en la piel; el otro sería la povidona yodada, que es más eficaz, porque es más duradera en el tiempo.

Pues bien, teniendo identificado el desinfectante, el material siguiente serían las gasas estériles para aplicar el desinfectante, un paño estéril fenestrado y un sistema de fijación de la vía.

6. Resumen

Se denomina desinfección a la técnica que tiene por objeto destruir los microorganismos patógenos, productores de enfermedades transmisibles, actuando sobre personas, animales, ambiente, superficies, objetos y excretas que son portadores de estos, evitando así su propagación.

Esta acción germicida puede ser bactericida, viricida, fungicida o esporicida.

Se dice que un objeto está infectado cuando en su superficie o en su masa lleva gérmenes de alguna enfermedad transmisible. Para que deje de serlo, se emplean la desinfección o la esterilización, siendo la primera la técnica que utiliza la medicina preventiva para destruir los gérmenes patógenos, mientras que utiliza la esterilización cuando no solamente se destruyen los gérmenes patógenos, sino cualquier forma elemental de vida, patógeno o saprofita e, incluso, las formas de resistencia.

Un objeto puede estar desinfectado, pero no esterilizado, mientras que todo objeto estéril está desinfectado.

Si se actúa con material que no posee germen vivo alguno, ni siquiera en sus formas de resistencia, se dice que dicho material es aséptico y que se trabaja con asepsia. Si se actúa en personas, heridas infectadas, mediante productos bacteriostáticos o germicidas (antisépticos), se realiza antisepsia, que consiste en la destrucción de los microorganismos patógenos.

Ejercicios de repaso y autoevaluación

1. Complete el siguiente párrafo.

La diferencia existente entre antisépticos y desinfectantes, partiendo del hecho de que el objetivo de ambos es el mismo, radica en el grado de ______________ que presentan. Así, los ______________ se presentan en dosis altas, las cuales provocarían lesiones en los tejidos vivos, mientras que los ______________ se presentan con dosis bajas, que no provocan lesiones en tejidos vivos.

2. ¿Cuál de las siguientes respuestas obedece a métodos físicos de desinfección?

a. La acción de las lavadoras ultrasónicas se lleva a cabo generando pequeñas burbujas de gas que producen vacío alrededor de la suciedad y vibraciones ultrasónicas para remover la materia orgánica.
b. Comprende la utilización de una serie de sustancias químicas, generalmente en presentación líquida o en solución jabonosa, que se ponen en contacto con el material que se va desinfectar durante un tiempo determinado según el producto.
c. Ebullición: este método utiliza el agua hirviendo a temperaturas muy altas para lograr la desinfección.
d. Las opciones a y c son correctas.

3. ¿Cuál es el nivel de desinfección que elimina formas vegetativas de bacterias, hongos y virus, aunque no sus formas esporas?

a. Nivel bajo.
b. Nivel alto.
c. Nivel intermedio.
d. Nivel superior.

4. Los materiales fungibles o no fungibles que entran en contacto con cavidades estériles del organismo o del tejido vascular se consideran...

a. ... materiales no críticos.
b. ... materiales semicríticos.

c. ... materiales críticos.
d. ... materiales casi críticos.

5. Cuando el desinfectante se introduce en un recipiente especifico que permite proyectarlo al ambiente y las gotas que produce son de gran tamaño, se denomina...

a. ... inmersión.
b. ... loción.
c. ... vaporización.
d. ... fumigación.
e. ... pulverización.

6. Con respecto a las características que debe reunir un buen desinfectante o antiséptico, diga cuál de las siguientes afirmaciones es verdadera o falsa.

a. No tener amplio espectro y alto poder germicida.

☐ Verdadero
☐ Falso

b. Gran capacidad de penetración.

☐ Verdadero
☐ Falso

c. No ser compatible con jabones u otras materias químicas con las que se combina en preparaciones farmacéuticas.

☐ Verdadero
☐ Falso

d. Estabilidad tras la disolución.

☐ Verdadero
☐ Falso

e. No ser corrosivo para los objetos/superficies sobre los que se aplica.

☐ Verdadero
☐ Falso

f. No ser irritante ni tóxico para tejidos, piel o mucosas.

- ☐ Verdadero
- ☐ Falso

g. No ser económico.

- ☐ Verdadero
- ☐ Falso

7. La principal diferencia entre disolvente y soluto es:

a. Que el disolvente está en mayor cantidad.
b. Que el soluto siempre es sólido.
c. Que la disolución no está en el mismo estado que el disolvente.
d. Las opciones a y c son correctas.

8. Relaciones los diferentes conceptos:

a. Glutaraldehído.
b. Alcohol.
c. Compuestos clorados.
d. Amoniaco cuaternario.
e. Agua oxigenada.
f. Povidona yodada.
g. Gluconato de clorhexidina

__ No debe utilizarse en desinfección instrumental.
__ El más potente como desinfectante.
__ Desinfectante intermedio.
__ Se usa en la desinfección de la piel.
__ Destaca por su poder oxidativo.
__ Sobre todo, elimina restos orgánicos.
__ Tiene acción bactericida, viricida y esporicida.

Capítulo 6

Esterilización del material

Contenido

1. Introducción
2. Principios básicos de esterilización del material
3. Métodos de esterilización
4. Métodos de control de la esterilización
5. Identificación de los riesgos derivados de la esterilización
6. Resumen

1. Introducción

Las infecciones nosocomiales son una importante causa de morbilidad y mortalidad que ocasiona importantes costes sociales, económicos y laborales, alterando la calidad de vida de los pacientes. Para combatir estas infecciones, es necesario realizar una correcta limpieza, desinfección y esterilización del material utilizado en las emergencias y urgencias.

En anteriores capítulos, se han expuesto los métodos de limpieza y desinfección. Estas tareas son básicas para el correcto desarrollo del trabajo del técnico en transporte sanitario, como también lo es la esterilización del material que se usa en estos traslados.

La esterilización es el proceso radical de eliminación de todos los gérmenes, incluidas sus formas más resistentes, que son las esporas. Estas pueden existir o sobrevivir en la superficie de los instrumentos que se utilizan habitualmente.

En realidad, la esterilización no es un estado o realidad, sino más bien la tendencia a una situación ideal, ya que siempre habrá gérmenes, aunque se considera como material esterilizado aquel en el que pueden existir los gérmenes vivos, pero que se han reducido en una millonésima parte, por lo que su influencia es casi nula.

2. Principios básicos de esterilización del material

Al igual que en el caso de la desinfección, para realizar la esterilización se pueden utilizar métodos físicos y químicos.

Los métodos químicos pueden realizarse directamente por el profesional de transporte sanitario y, para ello, se emplean agentes químicos. Básicamente, estos agentes químicos son los mismos que los usados para la desinfección, pero empleados con una mayor concentración y en un tiempo superior de contacto con el material.

Es muy importante prestar atención a los protocolos que pudiera haber establecidos en el hospital de referencia para el que se desarrolla la labor profesional respecto al trato del material e instrumental que deba ser enviado al servicio de esterilización de la unidad.

La esterilidad de un objeto hace referencia a la probabilidad de que un objeto no esté contaminado, ya que la comprobación estaría llena de falsos negativos y falsos positivos, por la complejidad del proceso requerido.

La farmacopea europea ha fijado como límite máximo de no esterilidad uno por cada un millón, es decir, que el límite máximo permitido de objetos que, habiendo sido esterilizados no lo hayan conseguido completamente, es de un objeto por cada millón correctamente esterilizados.

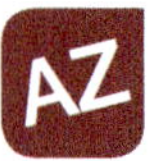

Definición

Farmacopea
Repertorio que publica oficialmente cada estado como norma legal para la preparación, experimentación, prescripción, etcétera, de los medicamentos.

Esto es casi imposible de comprobar, por lo que se considera en la práctica que un objeto está estéril cuando ha sido sometido a los diversos procesos de esterilización validados en todos los controles realizados durante el proceso por el personal especializado.

Importante

La esterilización debe ser aplicada a los instrumentos o artículos clasificados como críticos, que son aquellos que se ponen en contacto con cavidades estériles de nuestra anatomía.

Es de máxima importancia respetar y tener en cuenta las recomendaciones ofrecidas por el fabricante de los diferentes materiales esterilizados y seguir las indicaciones de sus etiquetas.

Es imprescindible que el material esté perfectamente limpio y seco, pues de lo contrario no se podrá garantizar la eficacia de la esterilización.

Antes de esterilizar, los materiales se empaquetarán convenientemente, con el objetivo de impedir el paso de los gérmenes al material una vez esterilizado. Se envolverán con papel crepado, tela de algodón o colocándolos en un contenedor quirúrgico adecuado.

Después de empaquetar correctamente el material esterilizado, debe conservarse en las condiciones idóneas de temperatura, humedad y luz.

3. Métodos de esterilización

Son variados los medios y sistemas de esterilización usados, aunque, a nivel hospitalario y ambulatorio, los más importantes son los que se exponen en la siguiente tabla.

MÉTODO	MEDIO	TECNOLOGÍA
FÍSICOS Alta temperatura Luz Radiaciones	Calor húmedo	Autoclave.
	Calor seco	Hornos de Pasteur. Estufas de Poupinell.
QUÍMICOS Baja temperatura	Líquido	Inmersión en glutaraldehído. Inmersión en peróxido de hidrógeno. Inmersión en ácido peracético.
	Fumigación	Gas de óxido de etileno. Gas vapor de formaldehído. Vapor de peróxido de hidrógeno.
	Plasma	Plasma de peróxido de hidrógeno.

3.1. Métodos físicos

Los métodos físicos son aquellos que logran la esterilización del material a través de la aplicación de altas temperaturas, luz y radiaciones.

A continuación, se detallan los medios más usados.

Calor húmedo (autoclave)

Este método de esterilización se basa en la aplicación del calor húmedo, en forma de vapor saturado, a presión. Es un método muy eficaz para la destrucción de toda forma de vida microbiana, incluso las esporas.

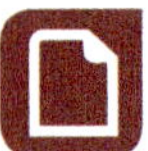

Nota

La acción esterilizadora se produce por el doble efecto del calor y de la humedad. El vapor penetra a través de las células, ocasionando la muerte de las mismas.

Entre las principales ventajas de este procedimiento, pueden destacarse que es el método más rápido, eficaz y seguro de los existentes a nivel hospitalario, es barato y no produce residuos tóxicos.

Su única desventaja es que no todos los materiales pueden soportar la acción sin dañarse, por lo que todo material que no se altere por este procedimiento, se deberá esterilizar por vapor húmedo.

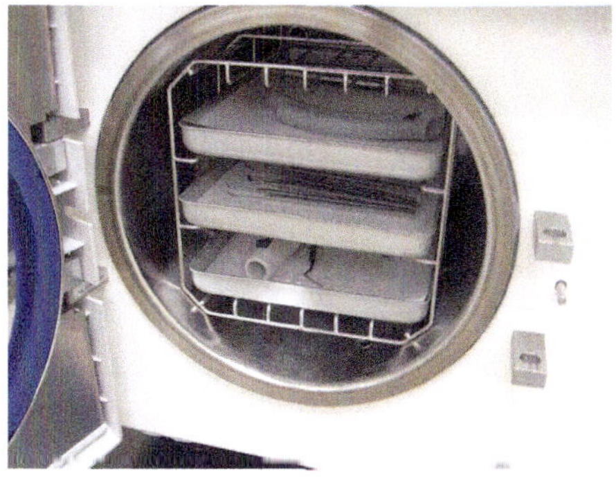

Autoclave

Para que la esterilización sea eficaz, el vapor debe ser puro, no tiene que contener gases condensables y debe de ser saturado, es decir, estar en equilibrio con el agua a una determinada temperatura. En este proceso, es necesario el contacto del vapor con todos los puntos del material a esterilizar.

Circuito de vapor del autoclave

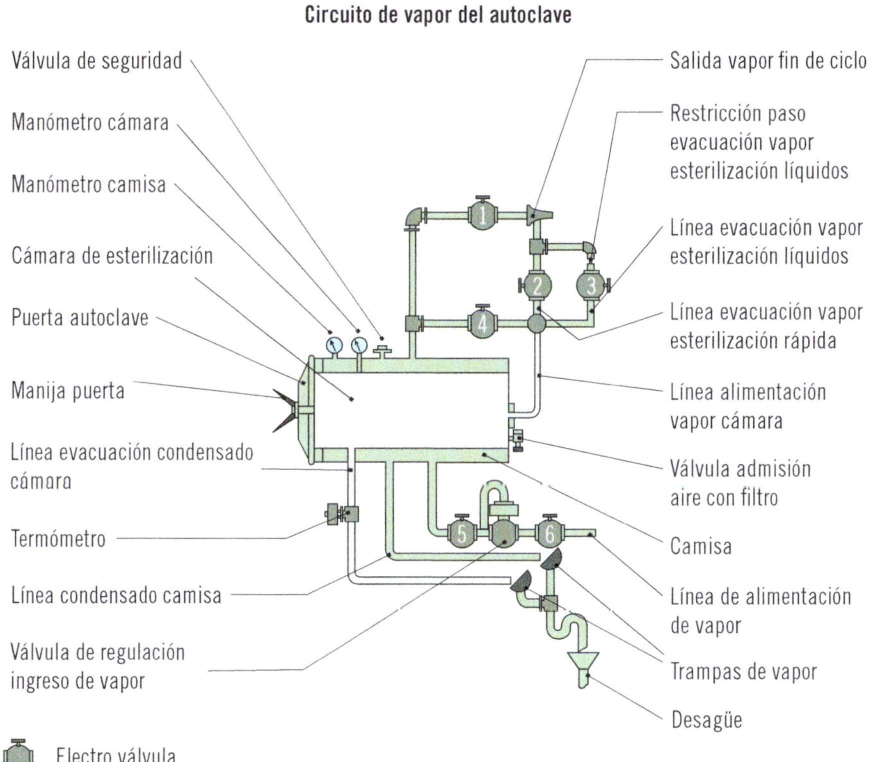

Nota

La eficiencia del vapor como agente esterilizador depende del grado de humedad, calor, penetración y de la mezcla de vapor y aire puro conseguido.

El vapor húmedo está indicado para esterilizar:

- Materiales metálicos.
- Materiales textiles.
- Materiales de vidrio.
- Numerosos materiales plásticos y gomas termorresistentes.

Entre los tipos de autoclave, pueden distinguirse principalmente las siguientes:

- **Autoclave gravitacional:** el aire es removido por gravedad.
- **Autoclave de prevacío:** tienen una bomba de vacío para retirar el aire de la cámara.
- **Autoclave *flash:*** son de alta velocidad para usos de urgencia y operan a 134 ºC durante 3 o 4 minutos, con material desempaquetado.

TEMPERATURA ºC	TIEMPO DE EXPOSICIÓN
Empaquetado simple (autoclave gravitatoria)	
121 ºC	30 ‘
134 ºC	15 ’
Empaquetado doble (autoclave gravitatorio)	
121 ºC	40 ‘
134 ºC	25 ‘

Continúa en página siguiente >>

<< Viene de página anterior

TEMPERATURA °C	TIEMPO DE EXPOSICIÓN
Empaquetado simple y doble (autoclave pre-vacío)	
134 °C	4 '
Desempaquetados (autoclave *flash)*	
134 °C	3 o 4 '

Programas de las autoclaves

Los factores que afectan negativamente a la esterilización por autoclave son:

- La eliminación incompleta del aire en el esterilizador, lo que produce la disminución de la temperatura, afectando a la esterilización.
- El vapor sobrecalentado, que puede afectar el poder microbicida, debido a que pierde humedad y actúa en ese caso solo como aire caliente.
- Preparación inadecuada del material, en relación con el tipo de materiales, empaque, envoltura, tamaño y disposición en el interior de la cámara.

Deben tenerse presente estos aspectos para evitar su efecto indeseable sobre el proceso de esterilización.

Calor seco (horno Pasteur y estufa Poupinell)

La esterilización por este método se realiza con aire seco calentado en los denominados hornos Pasteur o en las estufas Poupinell. Por la acción del calor, las esporas y bacterias se desecan, produciéndose una coagulación de sus proteínas.

Sabía que...

Louis Pasteur (1822-1895) fue un químico francés cuyos descubrimientos tuvieron una enorme importancia en diversos campos de las ciencias naturales, sobre todo en la química y la microbiología. A él se debe la técnica conocida como pasteurización.

Los materiales que se pueden esterilizar por este sistema no deben ser inflamables: instrumental de curas, tijeras, pinzas, grasas, aceites, vidrios, etcétera. No se pueden esterilizar materiales textiles ni termosensibles, como los plásticos y gomas.

Su mantenimiento es más sencillo y económico que el de otros sistemas, pero deteriora el material al requerir altas temperaturas, con ciclos muy largos. Hoy en día, este sistema solo se utiliza para material de curas en algunos ambulatorios, siendo su uso hospitalario muy escaso.

TEMPERATURA °C	TIEMPO DE EXPOSICIÓN
180 °C	30 minutos
170 °C	60 minutos
150 °C	150 minutos
140 °C	3 horas
120 °C	6 horas

Relación entre temperatura y tiempo para una perfecta esterilización

Es importante tener siempre en cuenta que la acción microbicida del calor está condiciona por varios factores, como la presencia de materia orgánica o suciedad en los materiales.

Nota

La efectividad del método depende de la difusión del calor, la cantidad de calor disponible y los niveles de pérdida de calor.

El calor seco penetra lentamente en los materiales, por lo que se requieren períodos de exposición contabilizados y en que se alcancen las temperaturas requeridas. Se usa generalmente a 170 °C durante un periodo de 60 minutos o bien a 150 °C durante 150 minutos.

Los factores que afectan a la esterilización por horno Pasteur son:

- La validación del equipo y la eficiente calibración de los instrumentos.
- La selección de material desde el punto de vista de la conductividad térmica.
- La distribución de la carga, observando que los paquetes no toquen las paredes y que entre cada paquete haya espacio suficiente para conseguir una buena circulación.
- Utilización de paquetes adecuados.

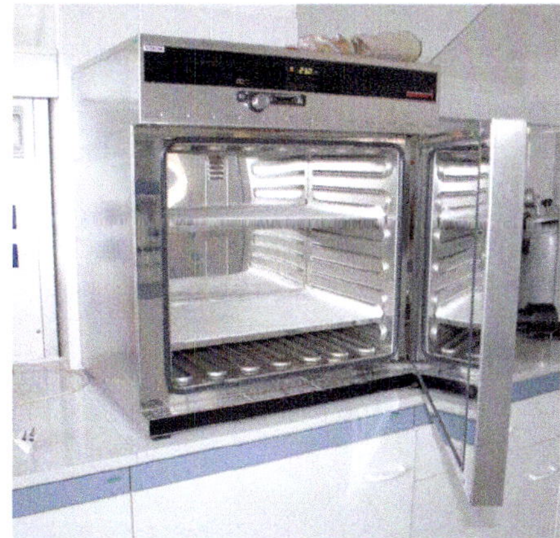

Horno Pasteur

3.2. Métodos químicos

Entre los principales métodos químicos usados para conseguir la esterilización del material destacan los tres que a continuación se detallan.

Líquidos

Los principales líquidos que se emplean con este fin son el glutaraldehído, el peróxido de hidrógeno y el ácido peracético.

Glutaraldehído

Este líquido puede usarse en concentraciones del 2 % para fines de esterilización. La duración del tiempo de contacto necesario para logar la esterilización es de aproximadamente 10 horas.

Entre sus principales virtudes, destaca que tiene un amplio espectro de actividad antimicrobiana, es activo ante la presencia de materia orgánica e inactiva rápidamente los microorganismos, siendo muy eficaz con las esporas.

Nota

El glutaraldehído es fácil de usar y relativamente poco corrosivo.

Peróxido de hidrógeno

Es muy poco utilizado en este estado. A una concentración del 6 % es esporicida, pero muy corrosivo.

Ácido peracético

Es inflamable, por lo que debe ser manipulado con extrema precaución, por constituir una solución muy corrosiva e inestable. La combinación del ácido peracético al 35 % con peróxido de hidrógeno y soluciones neutralizantes elimina su efecto corrosivo.

Generalmente, está indicado para material sumergible, sensible al calor, siendo ideal para materiales y piezas que requieran una rápida reutilización. El ciclo puede durar entre 25 y 30 minutos.

Fumigación

La esterilización con métodos químicos-gaseosos deberá realizarse en cámaras con ciclos automatizados que brinden seguridad al usuario.

A continuación, se describen los principales agentes usados para este fin.

Gas de óxido de etileno

Es un agente alquilante. Su presentación es líquida y se volatiliza, formando un compuesto gaseoso que elimina microorganismos por la alquilación de la pared celular del microorganismo.

Solo se considera efectivo si se utilizan equipos que garanticen los parámetros necesarios para ello, tales como temperatura, humedad, tiempo, presión y concentración.

Deben evitarse las exposiciones prolongadas que puedan acarrear graves consecuencias para la salud del personal.

Es un método válido para cualquier material termolábil.

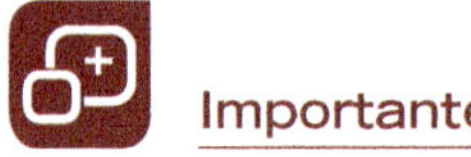

Para evitar estos efectos negativos, debe llevarse a cabo siempre con una correcta ventilación y extracción.

Gas de vapor de formaldehído

Es un gas incoloro, con olor picante, altamente soluble en agua, que reacciona con ella para producir formalina. Su mecanismo de acción es por alquilación de átomos de hidrógeno.

Esteriliza a temperaturas de entre 50 y 65 ºC y con un periodo de tiempo de entre 2 y 6 horas.

Vapor de peróxido de hidrógeno

Es el procedimiento que más se emplea. Consiste en realizar un vacío profundo para extraer un 30 % de solución acuosa de peróxido de hidrógeno en un vaporizador. Según el procedimiento, se pueden utilizar temperaturas de 50 a 60 ºC.

Nota

Uno de los aspectos más interesantes de este método es el bajo nivel de residuos, ya que se descompone en agua y oxígeno y, por lo tanto, no hay emisión de sustancias tóxicas.

Plasma de peróxido de hidrógeno

Proceso de esterilización a baja temperatura que consiste en la difusión de peróxido de hidrógeno en fase plasma (estado entre líquido y gaseoso) que ejerce la acción biocida.

En este proceso de esterilización, los artículos que van a ser esterilizados se colocan en la cámara de esterilización. Se cierra esta cámara y se produce el vacío dentro. Se inyecta y vaporiza una solución acuosa de peróxido de hidrógeno dentro de la cámara, de tal forma que el vapor penetra en el empaque y rodea los artículos a esterilizar.

Tras una reducción de la presión dentro de la cámara de esterilización, se genera plasma de baja temperatura por la aplicación de radiofrecuencias, creando un campo eléctrico que, cuando se activa, inicia la generación del plasma.

El estado de plasma se mantiene por el tiempo suficiente para asegurar la esterilización. Al término del proceso, la energía de RF y el vacío se terminan y la cámara vuelve a la presión atmosférica por medio de la introducción de aire filtrado con filtros HEPA.

Entre sus ventajas, destaca que el peróxido de hidrógeno no deja ningún residuo tóxico, ya que se convierte en agua y oxígeno al final del proceso. El material no precisa aireación. El ciclo de esterilización no es demasiado elevado, durando entre 54 y 75 minutos.

También tiene limitaciones, entre las que destacan que no se pueden esterilizar objetos que contengan celulosa, algodón, líquidos, humedad, madera o instrumental con lúmenes largos y estrechos. Además, se considera el método de esterilización más costoso desde un punto de vista económico.

Aplicación práctica

Tras haber realizado el traslado al centro hospitalario de un paciente atendido en accidente de tráfico, se contabiliza que el material estéril utilizado es el siguiente:

- **Mascarilla laríngea.**
- **Pinzas con dientes de cura.**
- **Tijeras de cura.**
- **Portagujas de sutura.**
- **Cánulas orofaríngeas.**

Señale qué método físico o químico y qué sistema sería el más adecuado para esterilizar cada objeto.

SOLUCIÓN

- Mascarilla laríngea → método químico. Plasma de peróxido de hidrógeno.
- Pinzas con dientes de cura → método físico. Autoclave.
- Tijeras de curas → método físico. Autoclave.
- Portagujas de sutura → método físico. Autoclave.
- Cánulas orofaríngeas → método químico. Inmersión en glutaraldehído.

4. Métodos de control de la esterilización

Todos los procesos de esterilización deben ser controlados y verificados por medio de monitores físicos e indicadores químicos y biológicos.

Para asegurar la calidad del procedimiento y método es indiscutible el uso de indicadores para monitorizar la esterilización. Estos indicadores se clasifican en tres grupos:

- Físicos
- Químicos
- Biológicos

Indicadores físicos

Son elementos de medida incorporados al esterilizador, tales como termómetros, manómetros de presión, censores de carga, válvulas y sistemas de registro de parámetros, entre otros.

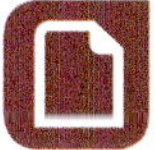

Nota

Estos elementos deben ser calibrados periódicamente para garantizar la fiabilidad de la información que proporcionan.

Permiten visualizar si el equipo ha alcanzado los parámetros exigidos por el proceso. La existencia de otros factores que afectan al proceso, como el tamaño de la carga y la presencia de materia orgánica no detectados por los monitores físicos, los convierten en indicadores poco válidos para el control del proceso. Es decir, son indicadores de gran utilidad, pero su información no es suficiente.

Indicadores químicos

También se conocen como indicadores colorimétricos. Son cintas impregnadas con tinta termoquímica que cambia de color cuando es expuesta a una temperatura determinada. Tienen como misión demostrar que el artículo a esterilizar se ha expuesto a la temperatura indicada, con el objetivo de distinguir entre artículos procesados correctamente y no procesados. Estos dispositivos están basados en las reacciones químicas y son sensibles a los parámetros de los diferentes métodos de esterilización.

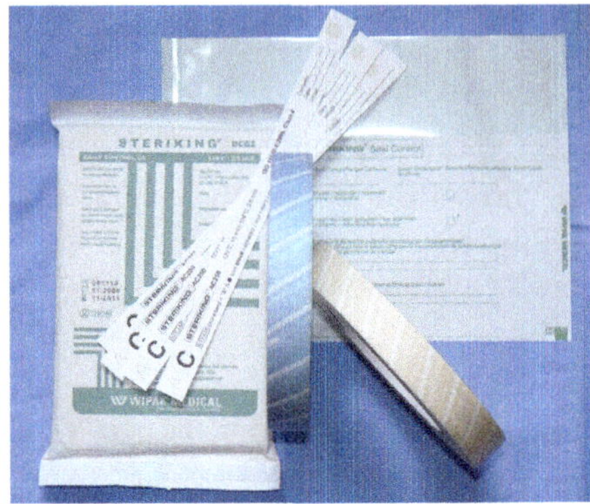

Indicadores químicos

Indicadores biológicos

Son preparados que contienen una carga suficiente de microorganismos de alta resistencia a la esterilización y cuya destrucción, al ser sometidos a un ciclo determinado, indica que esta se ha desarrollado satisfactoriamente.

Los controles biológicos son en la actualidad el único medio disponible par confirmar la esterilización de un artículo o para determinar la efectividad del proceso. Están diseñados de tal manera que la lectura y la interpretación sea muy fácil y rápida.

Estos indicadores se deben introducir en el interior y en el punto central de los paquetes más pesados y grandes que se vayan a esterilizar.

Deben usarse diferentes controles en los distintos ciclos de cada equipo.

Importante

Este control debe realizarse como mínimo una vez a la semana, en cada carga de implantes y cada vez que se prepare un equipo.

La desventaja de estos indicadores es el tiempo de espera para obtener los resultados, que se sitúa entre las 12 y 72 horas.

5. Identificación de los riesgos derivados de la esterilización

La esterilización, igual que la limpieza y la desinfección, son tareas que exponen al técnico sanitario a sufrir los efectos negativos que del empleo de estas sustancias químicas y físicas puedan derivarse.

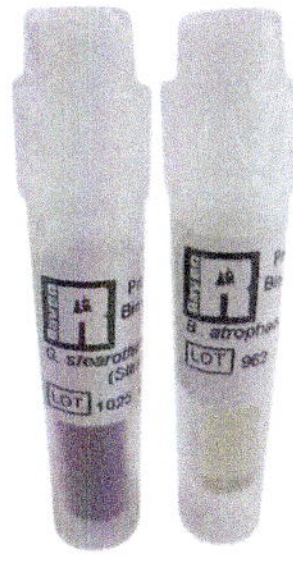

Indicadores biológicos

5.1. Normas de higiene, equipos de protección y medidas de precaución

Para minimizar estos riesgos, deben seguirse las medidas de precaución recomendadas, usar correctamente los equipos de protección individual necesarios y seguir unas normas higiénicas adecuadas.

Normas de higiene

Las normas de higiene personal que deben tomarse son las mismas que en anteriores capítulos se han mencionado:

- Cubrir cortes y heridas con apósitos impermeables.
- Cubrir lesiones cutáneas con guantes.
- Retirar anillos y otras joyas.
- Lavado de manos antes y después de la limpieza.

Elementos de protección individual

Los elementos de protección individual (EPI) que deben usarse son:

- Guantes resistentes a las sustancias químicas a emplear.
- Mascarillas faciales, para proteger las mucosas orales.
- Gafas de protección.

Medidas de precaución

En el manejo de las sustancias químicas empleadas, deben seguirse las siguientes medidas de precaución:

- Llevar siempre ropa impermeable de protección, guantes resistentes a sustancias químicas y protección ocular por si hubiera salpicaduras.
- Después de quitarse la ropa de protección al finalizar la desinfección, lavarse y secarse las manos.
- Es necesario tener preparado un producto neutralizante químico del detergente, un kit de primeros auxilios y líquidos para lavados oculares para casos de salpicaduras.

6. Resumen

La esterilización es un procedimiento empleado con el objetivo de conseguir la destrucción de todos los microorganismos, incluso sus formas más resistentes (esporas) del material sanitario empleado.

Existen dos grupos de métodos de esterilización:

- Físicos, dentro de los que destacan:
  - Calor seco (autoclave).
  - Calor húmedo (horno Pasteur y estufa Poupinell).

Químicos, que se dividen en:

- Líquidos
- Fumigación
- Plasma

Cada método tiene una serie de ventajas e inconvenientes que le hacen ser el método de esterilización idóneo para determinados usos.

El técnico en transporte sanitario debe conocer cómo colaborar con estas tareas, aunque no siempre será el profesional el que desarrolle la esterilización. Sin embargo, debe conocer los procesos y métodos de control para asegurar que el material empleado en la atención de un paciente está esterilizado adecuadamente.

Por último, es preciso también aplicar unos métodos de control que verifiquen la correcta esterilización del material. Ello puede llevarse a cabo mediante la utilización de indicadores físicos, químicos y biológicos.

Ejercicios de repaso y autoevaluación

1. ¿Qué es la esterilización?

a. Es un estado en el que están todos los elementos de un hospital.
b. Es la ausencia de materia orgánica o inorgánica de los materiales hospitalarios o prehospitalarios.
c. En realidad, la esterilización no es un estado o realidad sino más bien una tendencia de una situación ideal del material estéril.
d. Es la inexistencia de microorganismos menos las esporas.

2. ¿Qué materiales se deben de esterilizar?

a. Semicríticos.
b. Críticos.
c. No críticos.
d. Las opciones a y b son correctas.

3. La eficiencia del vapor como agente esterilizador depende de...

a. ... la humedad.
b. ... el calor.
c. ... la penetración.
d. ... la mezcla de vapor y aire puro.
e. Todas las opciones son correctas.

4. Señale de entre las siguientes opciones los métodos de esterilización química.

a. Gas de óxido de etileno.
b. Horno Pasteur.
c. Plasma de peróxido de hidrógeno.
d. Autoclave.

5. **Complete la siguiente oración:**

El calor húmedo en forma de ______________ a presión es muy eficaz para la destrucción de toda forma de vida microbiana, incluso ______________. La acción esterilizante se produce por el doble efecto del ______________. El vapor penetra a través de las células, ocasionando la muerte de las mismas.

6. **Relacione los siguientes conceptos.**

a. Plasma de peróxido de hidrógeno.
b. Vapor de peróxido de hidrógeno.
c. Horno Pasteur.
d. Inmersión de ácido peracético.
e. Estufa Poupinell.
f. Inmersión en glutaraldehído.
g. Gas de óxido de etileno.
h. Autoclave.

__ Método químico.
__ Método físico.

7. **De las siguientes frases, diga cuál es verdadera o falsa.**

a. Para asegurar la calidad del procedimiento y método, es indiscutible el uso de indicadores para monitorizar la esterilización.

☐ Verdadero
☐ Falso

b. El calor húmedo en forma de vapor saturado a presión no es eficaz para la destrucción de toda forma de vida microbiana, incluso las esporas.

☐ Verdadero
☐ Falso

c. La esterilización es el proceso radical de eliminación de todos los gérmenes, incluidos sus formas más resistentes, que son las esporas.

☐ Verdadero
☐ Falso

d. Es importante tener siempre en cuenta que la acción microbicida del calor no está condiciona por varios factores, como la presencia de materia orgánica o suciedad en los materiales.

- ☐ Verdadero
- ☐ Falso

Bibliografía

Monografías

- ARIAS-PAZ Guitian, M.: *Manual de automóviles.* Madrid: DOSSAT 2000 Editoriales, 2006.
- AYUSO Baptista, F. y JIMÉNEZ Corona, J.: *Dotación sanitaria del vehículo*. Madrid: Aran Ediciones, 2020.
- BARRANCO Martos, A.: *Manual de transporte sanitario. Operaciones de mantenimiento preventivo del vehículo y control de su dotación material.* Madrid: Editorial CEP, 2012.
- LLOVERA Colom, J. M.: *Clorhexidina: un antiséptico de nuestros tiempos. Consideraciones útiles para nuestra práctica clínica.* Revista Medicina general, (104) 95-108, 2008.
- PÉREZ Santana, J. M. [et. al]: *Operaciones de mantenimiento preventivo del vehículo y control de su dotación material.* Sevilla: Editorial MAD, 2010.
- SAIRE Chancahuaña, C. A.: *Sistema de refrigeración de los vehículos.* Perú: Universidad Nacional de Educación Enrique Guzmán y Valle: 2023.
- VV. AA.: *Manual del Auxiliar de Transporte Sanitario.* Sevilla: Editorial MAD, 2010.